"十四五"国家重点出版物出版规划项目
国家神经疾病医学中心科普丛书

科学应对
头痛

主 审　赵国光

主 编　郝峻巍

副主编　武力勇　常 红

编 者（以姓氏笔画为序）

王 琪　王 震　王红霞　王明洋

叶 红　朱 颖　刘凤春　孙 蕊

李军杰　张珊珊　武力勇　郝峻巍

常 红

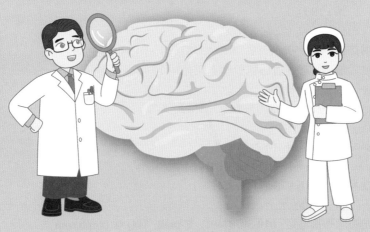

人民卫生出版社
·北 京·

图书在版编目（CIP）数据

科学应对头痛 / 郝峻巍主编 . -- 北京 ：
人民卫生出版社，2024. 10. --（国家神经疾病医学中心
科普丛书）. -- ISBN 978-7-117-36727-1

Ⅰ. R741.041-49

中国国家版本馆 CIP 数据核字第 2024Q7Z616 号

人卫智网	**www.ipmph.com**	医学教育、学术、考试、健康， 购书智慧智能综合服务平台
人卫官网	**www.pmph.com**	人卫官方资讯发布平台

国家神经疾病医学中心科普丛书

科学应对头痛

Guojia Shenjing Jibing Yixue Zhongxin Kepu Congshu

Kexue Yingdui Toutong

主　　编：郝峻巍
出版发行：人民卫生出版社（中继线 010-59780011）
地　　址：北京市朝阳区潘家园南里 19 号
邮　　编：100021
E - mail：pmph @ pmph.com
购书热线：010-59787592　010-59787584　010-65264830
印　　刷：北京盛通印刷股份有限公司
经　　销：新华书店
开　　本：710×1000　1/16　　印张：8
字　　数：111 千字
版　　次：2024 年 10 月第 1 版
印　　次：2024 年 10 月第 1 次印刷
标准书号：ISBN 978-7-117-36727-1
定　　价：68.00 元
打击盗版举报电话：010-59787491　E-mail：WQ @ pmph.com
质量问题联系电话：010-59787234　E-mail：zhiliang @ pmph.com
数字融合服务电话：4001118166　　E-mail：zengzhi @ pmph.com

随着我国人口结构变化和老龄化，神经系统疾病的患病率逐年攀升。这些疾病给个人、家庭和社会带来了沉重的负担，是我国面临的一项重大卫生和社会问题。认识并积极科学地应对神经系统疾病尤为迫切和重要。

首都医科大学宣武医院神经内科的医护专家团队精心编撰了本套科普丛书，包含《科学应对脑卒中》《科学应对头晕》《科学应对头痛》《科学应对睡眠障碍》《科学应对阿尔茨海默病》《科学应对帕金森病》《科学应对癫痫》和《科学应对神经系统罕见病》。本丛书旨在以科学的方式传播神经系统疾病相关知识，从这些疾病的概念、症状、诊断、治疗、照护及预防等方面阐述疾病特点，提供健康生活方式和合理饮食的建议及指导，增加大众对疾病的认知，增强大众的保健意识，提高大众的健康水平和生活质量。

本丛书各分册均以漫画形式开篇，简要介绍每类疾病，之后以问答形式、通俗易懂的语言、生动形象的插图以及科普短视频，深入浅出地介绍了这些疾病的相关专业知识，帮助大众正确认识这些疾病，传播科学的健康观念，提升非医学专业人群对神经系统相关疾病的理解和认识，促进主动健康。

首都医科大学宣武医院作为国家神经疾病医学中心,践行责任担当,提升服务意识,以人民健康为中心,以医学科普的方式服务人民群众,推动全民健康,从而增强人民群众获得感、幸福感和安全感。希望本丛书能对广大读者有所裨益,为实现健康中国的目标贡献一份力量。

中国科学院院士

2024 年 5 月

主编简介

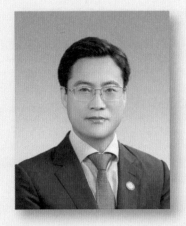

郝峻巍　主任医师，教授，博士研究生导师，国家杰出青年科学基金获得者。

- 首都医科大学宣武医院副院长　神经内科主任
- 国家神经疾病医学中心副主任　医学部主任
- 全国高等医学院校《神经病学》（第9版）教材主编
- 中国医师协会神经内科医师分会候任会长
- 北京医学会神经病学分会候任主任委员

从事神经病学医教研工作20余年。主持并参与国家自然科学基金委员会重大项目、国家重点研发计划等课题共30余项，在*PNAS*、*JAMA Neurol*、*Neurology*等杂志发表SCI论文100余篇，主编著作12部，以第一发明人授权专利16项。先后获得第九届树兰医学青年奖、第二十四届吴阶平－保罗·杨森医学药学奖等多项荣誉。

主编说
（视频）

前 言

　　头痛是临床最常见的症状之一，尤其在神经系统疾病中多见。世界卫生组织数据显示，成人头痛的现患率约为 50%。作为一种常见的健康问题，头痛的发作形式多样，从轻微不适到剧烈疼痛，影响着全球数亿人的生活。但在就诊过程中，头痛患者常常辗转就诊于神经内科、神经外科、疼痛科，或者由于突发的剧烈头痛就诊于急诊科，如何选择合适的就诊科室给患者造成了极大的困扰。因此，编写一本关于头痛的科普书，对于帮助大众正确认识头痛，树立正确的防治理念，引导患者和家属科学应对头痛，具有重要意义。

　　本书内容全面、系统，共分为六篇，涵盖头痛相关疾病认识、症状、就诊、治疗、照护和预防等各个方面。采用一问一答形式，每一篇都围绕着患者或大众对头痛的各种疑问，由医学专家结合临床经验和科学研究给予通俗易懂的详细回答，同时配以插图，帮助读者轻松理解医学术语和复杂的概念。第一篇，带领读者了解头痛的基本概念、分类、就诊须知及特殊人群头痛的注意事项等，帮助读者走出头痛常见的认识误区。第二篇，分析探讨不同类型头痛的症状，帮助患者对自己的症状进行初步评估。第三篇，介绍患者就诊前准备工作、各种头痛的常规检查和诊断方法，并对患者就诊过程中经常提出的问题进行解答。第四篇，详细介绍各种头痛的治疗方案，包括镇痛药物的使用、非药物疗法等，帮助读者了解针对不同类型头痛的治疗选择和应用。第五篇，介绍头痛日记、饮食和情绪管理、特殊患者的用药指导等。第六篇，介绍各种头痛的预防策略，为读者提供实用的头痛预防建议和指导。

本书适宜包括患者、家属和医护人员等所有关注头痛的大众阅读，也可作为大众健康教育的参考用书，帮助大众更好地认识头痛。我们希望这本书能助益于患者头痛症状的缓解，提高生活质量。虽然本书的编者在编写过程中力求准确、全面地介绍头痛的相关知识，但由于医学的复杂性和不断发展的特性，本书仍可能存在不足之处，因此真诚期待广大读者在阅读过程中提出宝贵的建议。

郝峻巍

2024 年 5 月

目 录

开篇漫画

第一篇
认识头痛

第二篇

症状篇

第三篇

就诊篇

第四篇

治疗篇

第五篇

照护篇

第六篇

预防篇

参考文献

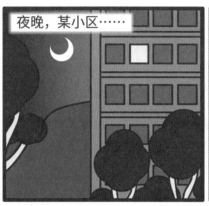

夜晚，某小区……

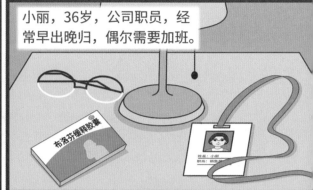

小丽，36岁，公司职员，经常早出晚归，偶尔需要加班。

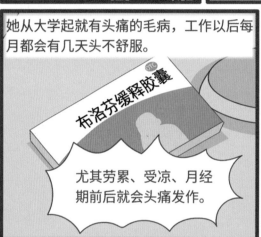

她从大学起就有头痛的毛病，工作以后每月都会有几天头不舒服。

尤其劳累、受凉、月经期前后就会头痛发作。

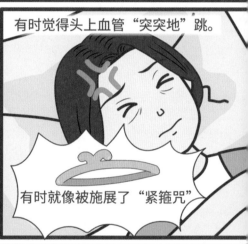

有时觉得头上血管"突突地"跳。

有时就像被施展了"紧箍咒"

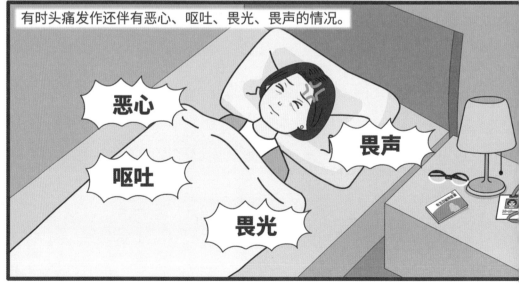

有时头痛发作还伴有恶心、呕吐、畏光、畏声的情况。

恶心

呕吐

畏光

畏声

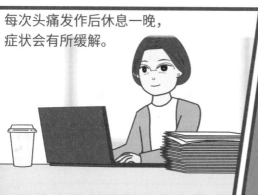

每次头痛发作后休息一晚，症状会有所缓解。

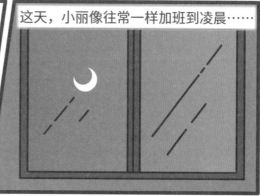

这天，小丽像往常一样加班到凌晨……

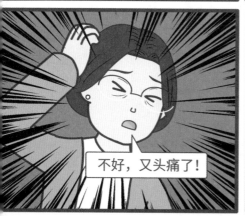

不好，又头痛了！

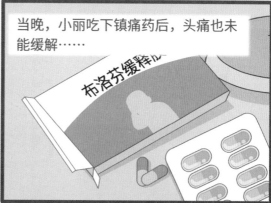

当晚，小丽吃下镇痛药后，头痛也未能缓解……

布洛芬缓释

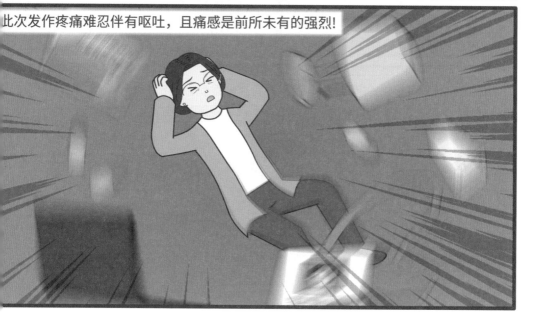

此次发作疼痛难忍伴有呕吐，且痛感是前所未有的强烈！

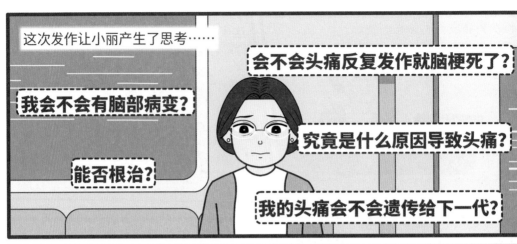

这次发作让小丽产生了思考……

会不会头痛反复发作就脑梗死了?

我会不会有脑部病变?

究竟是什么原因导致头痛?

能否根治?

我的头痛会不会遗传给下一代?

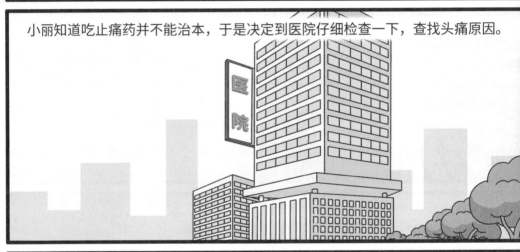

小丽知道吃止痛药并不能治本,于是决定到医院仔细检查一下,查找头痛原因。

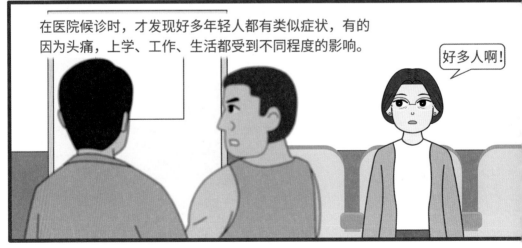

在医院候诊时,才发现好多年轻人都有类似症状,有的因为头痛,上学、工作、生活都受到不同程度的影响。

好多人啊!

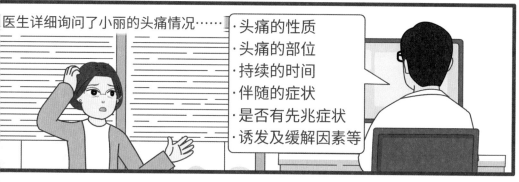

医生详细询问了小丽的头痛情况……

·头痛的性质
·头痛的部位
·持续的时间
·伴随的症状
·是否有先兆症状
·诱发及缓解因素等

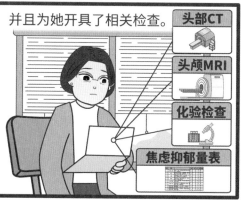

并且为她开具了相关检查。

头部CT

头颅MRI

化验检查

焦虑抑郁量表

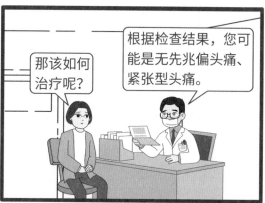

那该如何治疗呢？

根据检查结果，您可能是无先兆偏头痛、紧张型头痛。

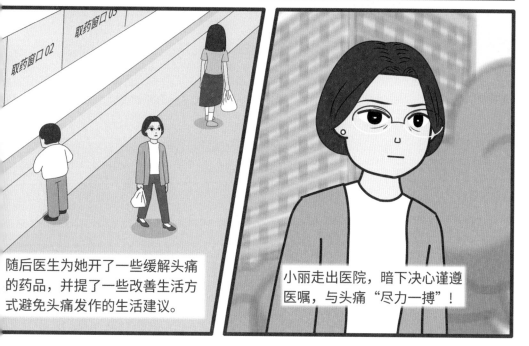

取药窗口 05

取药窗口 02

随后医生为她开了一些缓解头痛的药品，并提了一些改善生活方式避免头痛发作的生活建议。

小丽走出医院，暗下决心谨遵医嘱，与头痛"尽力一搏"！

PART 1

第一篇
认识头痛

1. 什么是头痛?

疼痛是一种不愉快的主观感觉,疾病、创伤、潜在伤害性刺激(如冷、热刺激等)均可引起疼痛,是临床上最常见的症状之一。

广义头痛包括头部所有范围内的疼痛;狭义头痛特指局限于头颅上半部的疼痛,范围包括眉弓、耳轮上缘和枕外隆凸连线以上部位。按照有无明确的病因,分为原发性头痛和继发性头痛两类。原发性头痛指不能归因于另外一种疾病或者没有继发病因的头痛。继发性头痛指与某种能够引起头痛的疾病有密切关系的头痛。

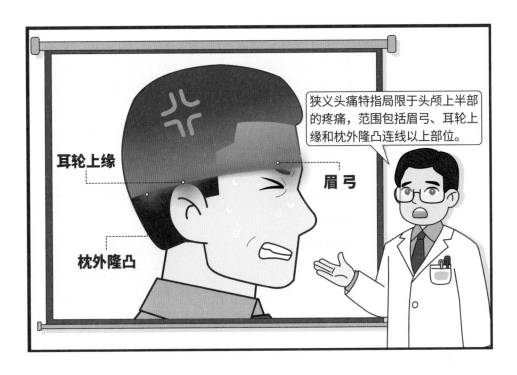

2. 原发性头痛有哪些?

常见的原发性头痛主要包括: 偏头痛、紧张型头痛、三叉神经自主神经性头痛。其他原发性头痛还有: 原发性咳嗽性头痛、原发性劳力性头痛、原发性霹雳样头痛、冷刺激性头痛、外部压力性头痛、原发性针刺样头痛等。

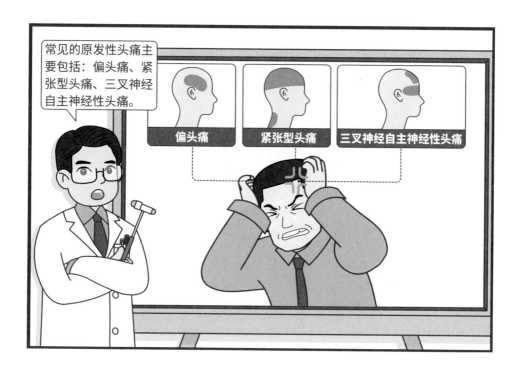

3. 哪些原因会引起继发性头痛？

引起继发性头痛的原因有很多，包括但不限于：

（1）**脑外伤**：如脑挫裂伤、硬膜外血肿等。

（2）**脑血管病**：如脑梗死、脑出血、蛛网膜下腔出血、动脉瘤、动脉炎、动脉夹层、脑静脉血栓形成等。

（3）**颅内感染**：如细菌、真菌、病毒所致的脑膜炎、脑炎、脑脓肿等。

（4）**颅内压异常**：如高颅压性头痛、低颅压性头痛等。

（5）**颅内肿瘤**：如胶质瘤、颅内转移瘤、脑膜瘤等。

（6）**内环境紊乱**：如缺氧、高血压、甲状腺功能减退等。

（7）**颈部疾病**：如颈椎病、头颈部肌张力障碍等。

（8）**眼部疾病**：如急性闭角型青光眼、屈光不正、眼部炎症等。

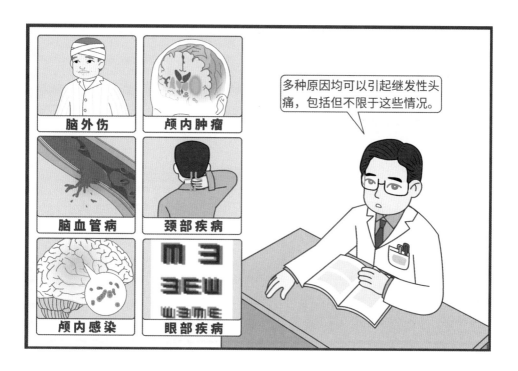

4. 什么样的头痛需要到医院就诊？

出现以下情况时，最好到医院就诊：

（1）新出现的头痛。

（2）头痛发作剧烈或频繁，明显影响日常生活，有夜间痛醒。

（3）头痛伴发热、恶心、呕吐、肢体无力、肢体抽搐。

（4）原有头痛发作，近期头痛程度加重、头痛发作频率明显增多，服用非处方镇痛药物不能缓解头痛。

（5）特殊人群如老人、孕妇、产妇的头痛。

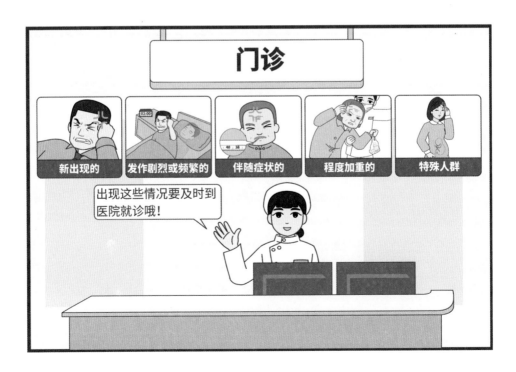

5. 头痛如何选择就诊医院和科室？

头痛就诊时提倡分级诊疗。头痛程度轻，不影响生活、工作的，可在社区医院就诊。头痛程度中度或重度，影响日常生活、工作者，或者头痛进行性加重、社区医院未能明确诊断、初步治疗未能缓解症状、伴其他神经系统症状者，以及特殊患者，包括 65 岁以上的老人、既往有肿瘤病史或免疫性疾病的患者、孕妇或哺乳期女性，建议直接至三甲医院就诊。三甲医院神经内科、神经外科、疼痛科、急诊科等，均可接诊头痛患者，但诊疗的侧重不同。其中神经内科主要诊治各种原发性头痛、颅内感染、脑血管病等；神经外科主要诊治脑肿瘤、脑外伤、脑动脉瘤等；疼痛科主要诊治内科治疗效果欠佳的神经痛；急诊科主要诊治突发的剧烈头痛及伴随意识不清、发热、抽搐、精神行为异常、喷射性呕吐、肢体无力等症状者。

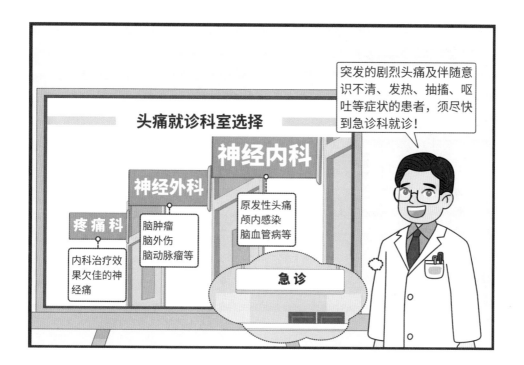

6. 头痛会合并其他疾病吗？

头痛合并其他疾病在医学上称为"头痛共病"。常见的头痛共病包括头痛与癫痫共病、头痛与卵圆孔未闭共病、头痛与抑郁障碍共病、头痛与特发性震颤共病等。头痛与这些疾病可能存在共同的发病机制，治疗时需要两者兼顾。

其中，头痛与卵圆孔未闭共病是近年的研究热点。以往认为卵圆孔未闭患者，存在右向左分流，来自静脉系统的微栓子经卵圆孔，进入动脉系统，引起矛盾微栓塞，进而诱发偏头痛。观察性研究发现，卵圆孔未闭封堵术可改善偏头痛的症状，但其在偏头痛的缓解方面，效果未能优于药物治疗。考虑到偏头痛是脑血管病的危险因素，目前偏头痛合并卵圆孔未闭患者是否手术需要神经内科和心内科医生全面评估后决定。

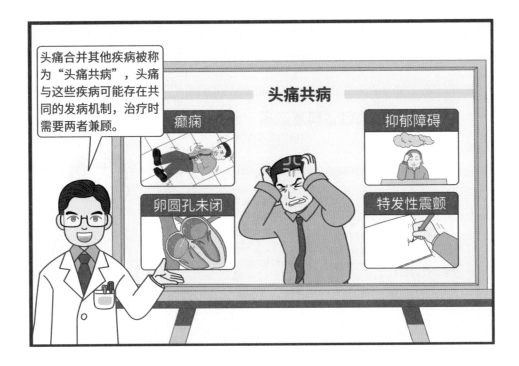

7. 头痛需要做哪些检查?

患者因头痛就诊时,医生先进行问诊,问诊内容包括:头痛总病程、发作性头痛还是持续性头痛、头痛性质、头痛部位、单次头痛持续时间、诱发因素、缓解因素、伴随症状、是否服镇痛药、镇痛药是否有效、服用镇痛药的频率、既往基础疾病等。随后医生根据问诊的结果,对患者的头痛进行诊断和鉴别诊断,有针对性地制订检查方案,包括:血生化检查、免疫相关指标筛查、头部计算机体层成像(CT)、头部磁共振平扫、头部磁共振增强扫描、头部计算机体层血管成像(CTA)、头部计算机体层静脉成像(CTV)、头部磁共振血管成像(MRA)、头部磁共振静脉成像(MRV)、磁共振黑血成像、鼻窦CT、眼眶CT、眼压测量、眼底检查、经颅多普勒超声、颈动脉超声、动态血压监测、神经心理量表评估等,必要时行全脑数字减影血管造影、腰椎穿刺脑脊液检查等。

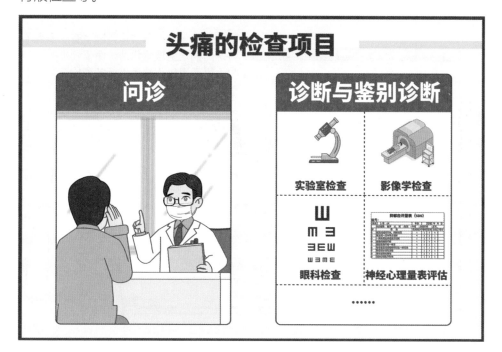

8. 为什么需要特别重视孕产妇头痛？

孕产妇是一个特殊群体，有一系列特殊的病理生理变化，如呕吐、妊娠剧吐、妊娠高血压、子痫、高凝状态等。同时，由于妊娠，很多患者不愿意进行各项检查和治疗，有可能从小问题拖成大问题。

孕产妇头痛的病因也非常复杂，包括：颅内静脉窦血栓形成、可逆性后部白质脑病综合征、可逆性脑血管收缩综合征、高血压危象、颅内感染等，此外还有偏头痛、紧张型头痛等原发性头痛在孕期首次发作或再发。

因此，应重视孕妇和产妇的头痛症状，尽快就诊，配合医生查找头痛病因，及时干预。

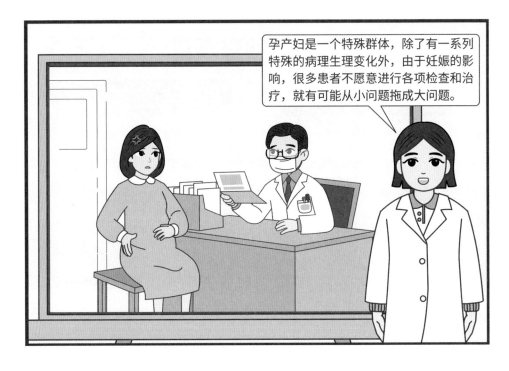

孕产妇是一个特殊群体，除了有一系列特殊的病理生理变化外，由于妊娠的影响，很多患者不愿意进行各项检查和治疗，就有可能从小问题拖成大问题。

9. 老年人新发头痛应排查哪些病因？

老年人新发头痛应考虑以下原因：蛛网膜下腔出血、慢性硬膜下血肿、脑动脉瘤、脑出血、脑外伤、脑肿瘤、颅内转移瘤、原发性高血压、高血压危象、高血压脑病、巨细胞动脉炎、急性闭角型青光眼、痛性眼肌麻痹综合征、鼻窦炎、紧张型头痛、药物过度使用性头痛等。

因此，当身边的老年人有头痛发作，且严重频繁，应积极到医院就诊查找病因，以免延误治疗。

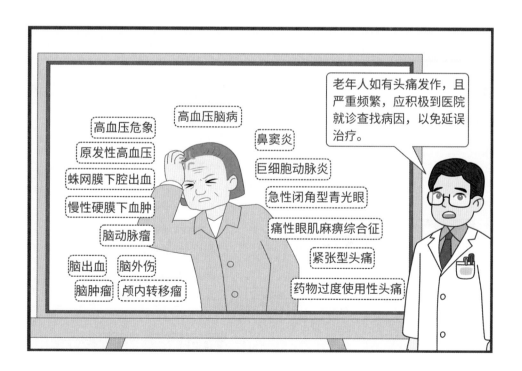

10. 什么是神经病理性疼痛？

神经病理性疼痛是由于躯体感觉系统损伤或疾病导致的疼痛，分为周围神经病理性疼痛和中枢神经病理性疼痛。其中，周围神经病理性疼痛较为常见，常见的周围神经病理性疼痛的病因有痛性糖尿病周围神经病变、带状疱疹后神经痛、人类免疫缺陷病毒痛性感觉神经病变、术后或创伤后神经病理性疼痛、药物导致的周围神经病变、癌性疼痛、三叉神经痛、舌咽神经痛等。痛性糖尿病周围神经病变是糖尿病最常见的慢性并发症，表现为肢体末端灼痛、电击样痛和锐痛，糖尿病患者要关注这种疼痛的类型和特点，及时就诊。

神经病理性疼痛的类型

神经病理性疼痛

周围神经病理性疼痛（更常见）

- 痛性糖尿病周围神经病变
- 带状疱疹后神经痛
- 人类免疫缺陷病毒痛性感觉神经病变
- 术后或创伤后神经病理性疼痛
- 药物导致的周围神经病变
- ⋯⋯

中枢神经病理性疼痛

第二篇

症状篇

1. 偏头痛就是一侧头部疼痛吗?

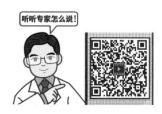

听听专家怎么说!

偏头痛不是字面意思上的"一侧头部疼痛",这类头痛大多数是一侧的,也可以是双侧的,而且不一定是固定一侧的头痛。须具备下述几个特点,才考虑是偏头痛:

(1)发作性而非持续性,通常每次发作持续数小时,不超过3天。

(2)头痛程度较重,走路、爬楼梯等日常活动会加重头痛。

(3)搏动性头痛,也就是经常说的"一跳一跳地疼""感觉有根血管在蹦",但也有人表现为头部胀痛。

(4)可伴有恶心、呕吐,畏光、畏声,发作时想安静休息。

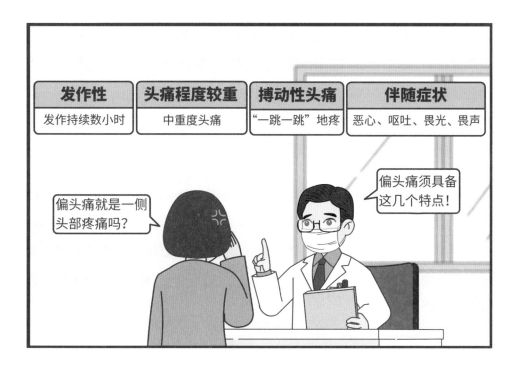

2. 偏头痛患者去医院就诊时，医生为什么常询问有没有恶心、呕吐和畏光、畏声？

　　恶心、呕吐和畏光、畏声是偏头痛患者常见的伴随症状。偏头痛患者在医院就诊时，医生会针对头痛特点、伴随症状进行全面的问诊。比如一侧头痛还是双侧头痛？跳痛、胀痛还是其他性质的头痛？头痛的程度如何？日常活动是否会加重头痛？头痛发作时是否伴有恶心、呕吐？是否畏光、畏声？因为这些症状是偏头痛诊断的重要依据。

　　最新版国际头痛疾病分类中关于无先兆偏头痛的诊断标准包括：伴随症状（恶心和／或呕吐，畏光和畏声）至少应具备 1 项，头痛的特点（单侧疼痛，搏动性疼痛，中重度疼痛，日常体力活动会加重头痛或因头痛而避免日常活动如行走或上楼梯）至少符合 2 项。但这些症状其他疾病也可能出现，需要医生对病情具体分析。

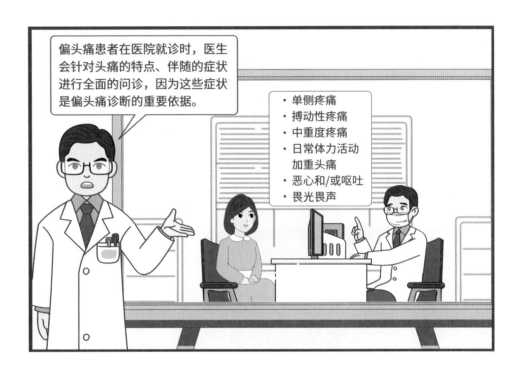

3. 为什么偏头痛发作前会有"眼睛闪光"？

　　医学上把这种情况称为"偏头痛先兆"。偏头痛先兆，指的是偏头痛发作前短暂的神经系统症状，约 15%～30% 偏头痛患者有先兆症状。偏头痛先兆大多在头痛发作之前出现，少数情况下与头痛同时出现，也可以在头痛后出现，通常持续 5～60 分钟后消失。

　　偏头痛视觉先兆最常见的表现为闪光、暗点、视野缺损、视物变形等，少见的视觉先兆有"之"字形、波浪线状闪光等，并向周边扩展。

　　其他较为常见的先兆类型还有感觉先兆，言语先兆和运动先兆较为少见。

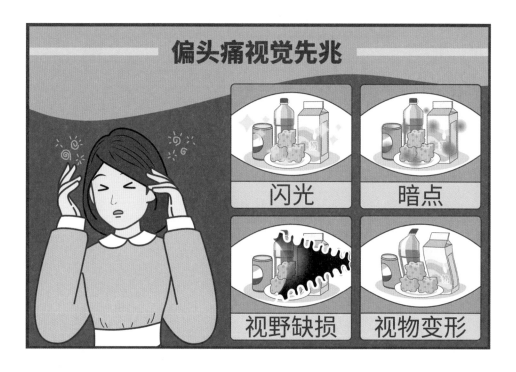

4. 偏头痛发作前、发作后为什么还会不舒服？

很多患者在偏头痛发作前后会有不舒服，这是由偏头痛的临床特点决定的。偏头痛发作临床表现可分为四期，包括前驱期、先兆期、头痛期、恢复期。部分患者在头痛发作前数小时或一两天可出现前驱症状，包括疲劳、头晕、注意力难以集中、颈部僵硬感、畏光、流泪、频繁打哈欠、困倦、恶心、视物模糊、面色苍白、尿频、腹泻、焦虑、抑郁、易怒等，这段时间被称为前驱期，通常认为与下丘脑功能异常有关。而恢复期，指的是头痛症状消失至完全恢复至头痛发作前状态，表现为疲乏、思睡、注意力难以集中、畏光、易怒、恶心等症状，可持续至头痛停止后 12～48 小时。

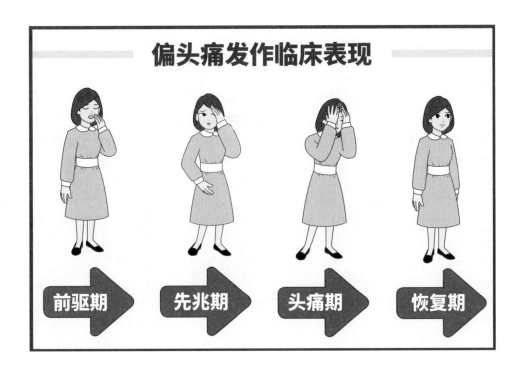

偏头痛发作临床表现

前驱期　　先兆期　　头痛期　　恢复期

5. 为什么头痛发作时头部有紧箍感？

    头部紧箍感是紧张型头痛的典型表现，多为双侧头顶部疼痛，所以会有人描述为像头部被施展了"紧箍咒"，还有人会描述为像头部"压了口锅"。绝大多数紧张型头痛为轻度至中度疼痛，很少为重度疼痛，可以是阵发性的，也可以是持续性或伴阵发性加重。

    在原发性头痛中，紧张型头痛是最为常见的类型。有研究报道，大部分人在一生中都会经历紧张型头痛。

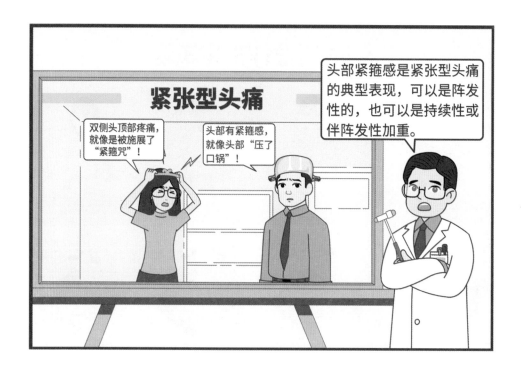

6. 为什么头痛患者按压头皮会感到疼痛？

　　头痛患者按压头皮感到疼痛这一特点在医学上称为颅周压痛。就诊时，医生会用示指、中指在枕额肌额腹（前额）、颞肌、咬肌、翼内肌和翼外肌、胸锁乳突肌、夹肌和斜方肌等部位轻微旋转和固定加压，对每块肌肉的局部压痛进行评分，各块肌肉压痛分值相加作为个人总压痛评分。触诊引起颅周压痛增加是紧张型头痛特征性表现之一，发作期会进一步增强，发作间期也可能出现。患者的总压痛评分结果可进一步指导治疗。

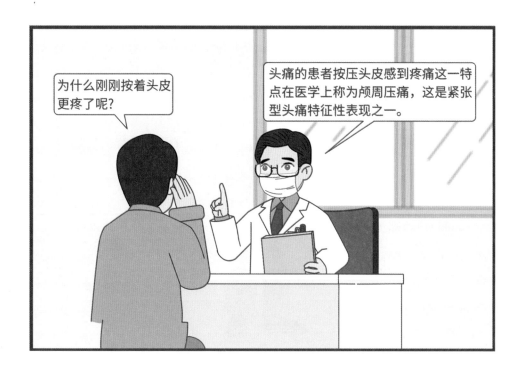

7. 一侧头部剧烈疼痛，伴流泪、流涕、结膜充血，还定时发作，这是什么疾病？

　　一侧头部剧烈疼痛，伴流泪、流涕、结膜充血，且定时发作，这是丛集性头痛的典型特征。丛集性头痛是一种原发性神经血管性头痛，表现为固定于一侧头部的发作性重度疼痛，主要位于眼眶、眶上、颞部，伴随头痛侧结膜充血、流泪、鼻塞、流涕、前额和面部出汗以及瞳孔缩小、上睑下垂和／或眼睑水肿等症状，和／或烦躁不安。每次发作持续时间为 15～180 分钟，发作频率为隔日 1 次至每日 8 次，头痛多出现于每日固定时间，连续发作数周至数月，后间隔相对长的一段时间无发作，因而命名为丛集性头痛，临床上也有大约 15% 的患者没有间隔期。

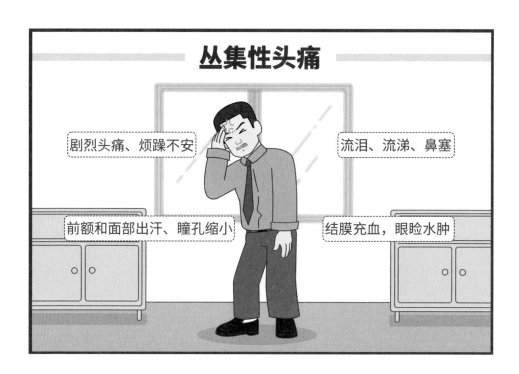

8. 为什么头痛性质和部位总是变化?

　　头痛性质和部位变化存在以下几种可能:同一种头痛发作时会有不同表现;在原有一种原发性头痛的基础上,新出现另一种原发性头痛;或者在原发性头痛基础上,因患其他疾病,引起继发性头痛。常见的头痛性质有跳痛、胀痛、紧缩感、钻痛、刺痛、烧灼感、刀割样痛、电击样痛等,疼痛部位可以是全头痛、额部疼痛、颞部疼痛、顶部疼痛、枕部疼痛,可以伴有颈部疼痛、面部疼痛。患者应记录头痛发作的部位、性质、持续时间、诱发和缓解因素等,与医生充分沟通,以利于医生进行正确诊断和治疗。

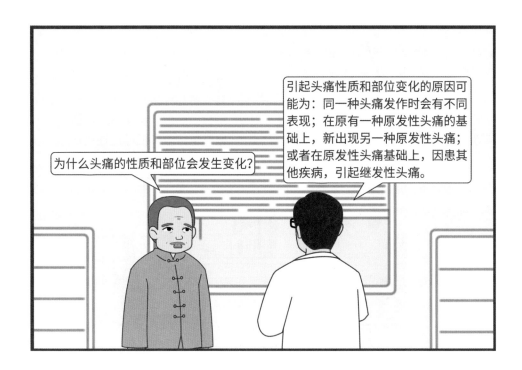

9. 坐起或站立就会头痛，躺下头痛就很快缓解，这是什么疾病？

如果坐位和立位时出现头痛或头痛加重，卧位后头痛缓解或消失，这说明头痛具有明显体位性，最常见的就是低颅压性头痛。出现这种情况应及时就诊，医生会通过询问病史，包括头痛发病缓急和诱因，发作的时间、性质、部位、频率、严重程度、持续时间及变化规律、缓解及加重因素等，进而作出可能的诊断，制订相应的检查、治疗计划。

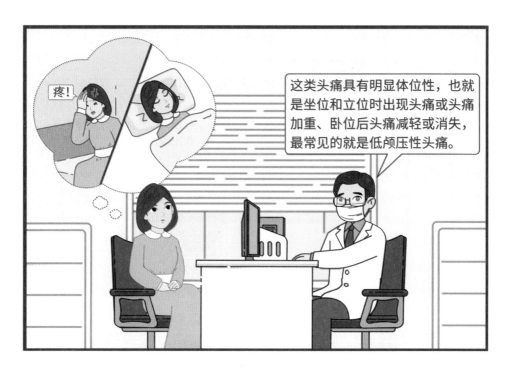

疼！

这类头痛具有明显体位性，也就是坐位和立位时出现头痛或头痛加重、卧位后头痛减轻或消失，最常见的就是低颅压性头痛。

10. 低颅压性头痛除了头痛症状外，还有什么症状？

低颅压性头痛患者除头痛外，可能伴有其他症状，包括颈部疼痛或僵硬、恶心、呕吐、耳闷耳胀、感听声音遥远、耳鸣、听力下降、眩晕、畏光或畏声、复视、肩胛间区疼痛等。部分患者可并发硬膜下积液或血肿、脑静脉血栓形成，极少数可出现认知障碍和意识障碍等。

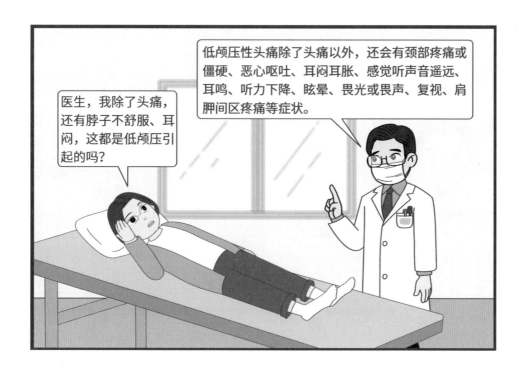

11. 开始头痛仅和站立有关，后来平躺、坐着、站立都头痛，应该怎么办？

　　低颅压性头痛通常表现为体位性头痛，常规治疗的第一步是给予保守治疗，包括卧床休息、增加饮水量，必要时静脉输液。在保守治疗期间，如果头痛从体位性头痛突然变成持续性头痛，也就是卧位、坐位、站立位均头痛，首先应怀疑是否出现了硬膜下血肿，此时应该严格平卧，尽快到医院就诊，行头颅影像学检查。

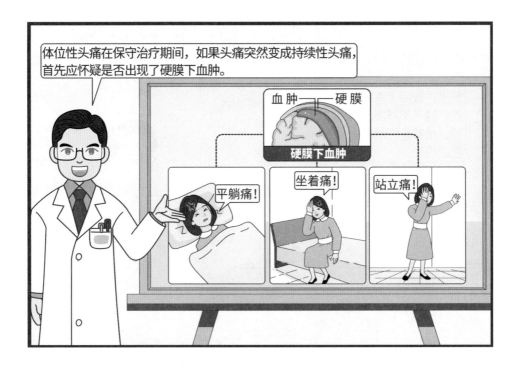

12. 只在咳嗽时感到头痛，可能是什么疾病？

　　只在咳嗽时感到头痛可能是患有原发性咳嗽性头痛，又称为良性咳嗽性头痛。其特点为头痛由咳嗽或其他瓦尔萨尔瓦动作（深吸气后屏气、再用力做呼气动作）引起，与持续的体力活动无关，且不伴有颅内病变，头痛迅速达高峰，持续1秒~2小时缓解，常用的镇痛药疗效差，吲哚美辛可缓解症状。诊断须与自发性低颅压、颅中窝或颅后窝肿瘤、颅底凹陷、扁平颅底、硬膜下血肿、颈动脉或椎基底动脉疾病、脑动脉瘤和可逆性脑血管收缩综合征等引起的继发性咳嗽性头痛鉴别。

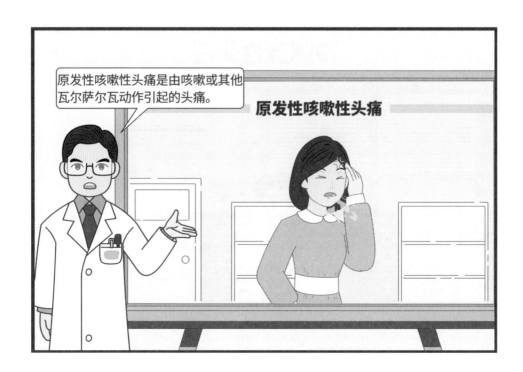

13. 为什么受凉或吃冰冷的食物会迅速诱发头痛?

受凉或吃冰冷食物诱发的头痛属于一种特殊的原发性头痛——冷刺激性头痛,又称"冰淇淋头痛"。这种头痛是由头部暴露于低温环境,或者摄入 / 吸入冷刺激物引起,表现为额部、颞部短暂地剧烈刺痛。脱离寒冷环境 30 分钟,或者停止摄入 / 吸入冷刺激物 10 分钟后头痛缓解。爱吃冷饮的儿童、青年及有偏头痛病史者更容易出现这种情况。

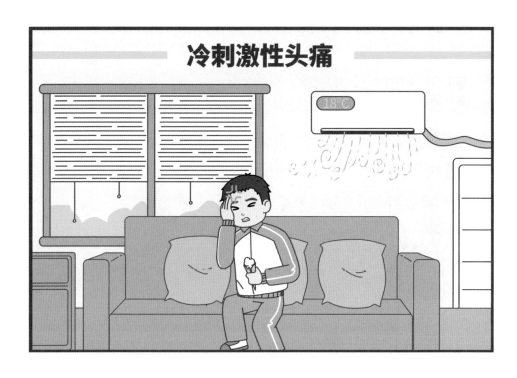

14. 为什么经常头部短暂性刺痛?

　　如果没有颅内病变,仅表现为头部自发性、短暂性的局部刺痛,可能是原发性针刺样头痛,这种头痛部位多不固定,较少累及面部,单次发作持续数秒,发作频率不固定,每日 1 次至数次,无流泪、流涕、结膜充血等自主神经症状。如果刺痛位置固定,须排除刺痛部位和脑神经的器质性病变。

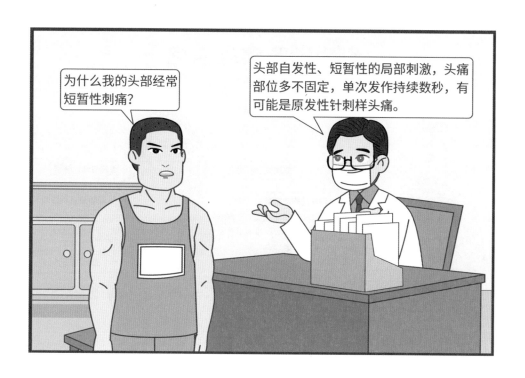

15. 突发头部炸裂感考虑什么疾病？
应该如何处理？

突发头部炸裂感，首先考虑继发性霹雳样头痛，病因包括：蛛网膜下腔出血、可逆性脑血管收缩综合征、颅内出血、动脉夹层、未破裂的脑动脉瘤、脑静脉血栓形成、垂体卒中、脑膜炎、自发性低颅压、急性鼻窦炎等。一旦发生，应尽快急诊就诊，行颅脑 CT、脑血管成像、腰椎穿刺等检查。如排除继发性头痛，可考虑为原发性霹雳样头痛。

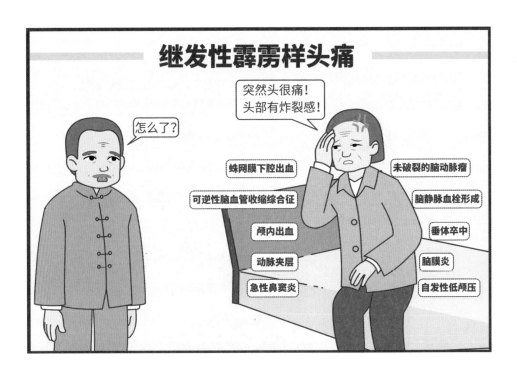

16. 为什么到高海拔地区会头痛?

　　到达高海拔地区后最常出现的症状是头痛,这种头痛称为高海拔性头痛,通常表现为双侧轻至中度头痛,活动时头痛加重,当所处环境海拔超过2500m时开始出现症状,随海拔上升症状明显加重,离开高海拔地区后24小时内可自然缓解。其发病机制尚不明确,推测与高原低氧、低气压环境有关。

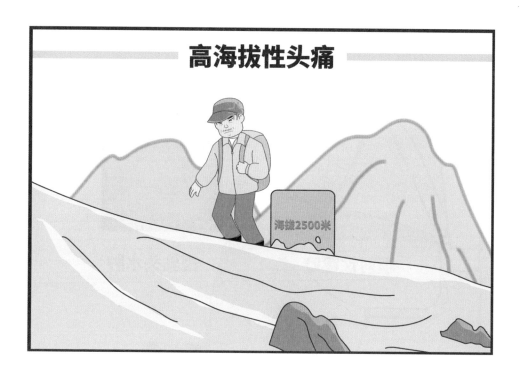

17. 高颅压性头痛有哪些特点，可能的病因有哪些?

高颅压性头痛的特点是持续性、进行性加重的头痛，伴喷射性呕吐、视乳头水肿、视物成双等。急性高颅压患者可能出现血压高、心率慢；发生脑疝的患者表现为突发意识丧失、双侧瞳孔不等大、瞳孔对光反应消失、呼吸衰竭等。高颅压病因有脑梗死、脑出血、蛛网膜下腔出血、脑积水、脑炎、脑膜炎、颅内静脉窦血栓形成、脑肿瘤、脑膜癌病等。

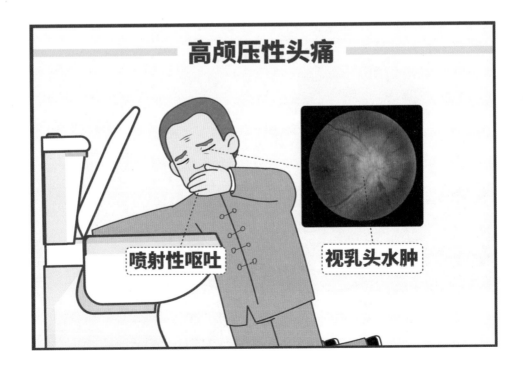

第三篇

就诊篇

1. 去医院看头痛，应该准备些什么？

　　头痛是患者的主观感觉，建议患者亲自就诊，提前准备以往的就诊病历、头痛用药情况、影像学资料、化验单，并提前梳理自己的情况，记录头痛日记，包括头痛时间、发作性或持续性头痛、头痛性质、头痛程度、头痛诱发及缓解因素、头痛伴随症状、近期头痛有无加重、此次就诊拟解决问题、基础疾病及其治疗情况等。

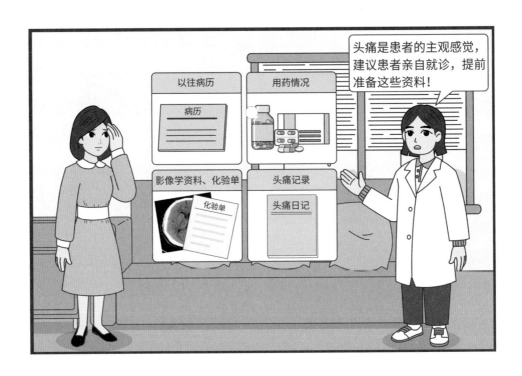

2. 偏头痛能查出明确的原因吗?

　　偏头痛是原发性头痛的一种,病因及发病机制至今仍未完全明确,可能与遗传、环境、药物、代谢及内分泌等有关。就诊时,医生会询问患者:家族里是否有人有偏头痛,在什么环境偏头痛容易发作,是否服用特殊药物,有什么基础疾病等。询问这些问题都是为了查找病因。还有些继发性头痛会有类似偏头痛样表现,需要做相关检查明确诊断。

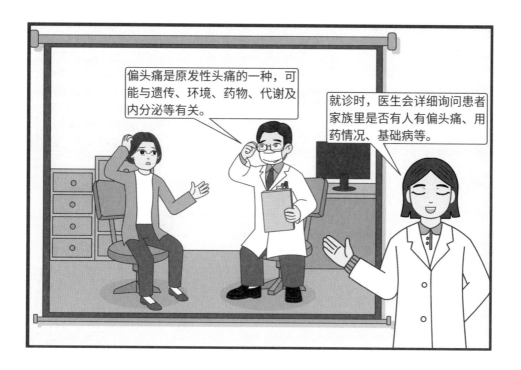

3. 偏头痛会遗传吗?

　　偏头痛与遗传因素有关,约 60% 的偏头痛患者有家族史,偏头痛患者的亲属发生偏头痛的风险是一般人群的 3~6 倍。其中家族性偏瘫型偏头痛是一组呈高度外显率的常染色体显性遗传病,也就是说父母一方患有该疾病,子女患病概率较高,但该病非常少见。

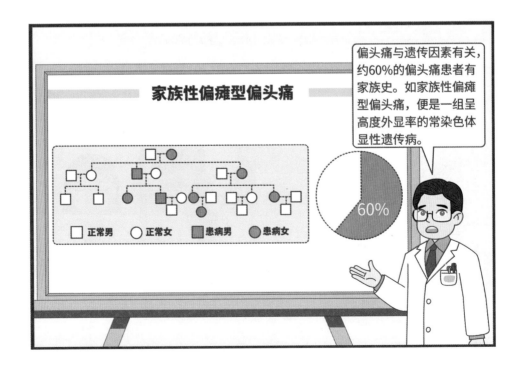

4. 偏头痛发生与性别、年龄有关系吗？

　　偏头痛患者女性多见，女性发病率是男性的 2～3 倍，而且女性患者偏头痛发作的频率更高，单次头痛发作持续的时间更长，头痛程度更重，其原因可能与雌激素水平、女性月经周期等有关。患偏头痛的女性，妊娠期头痛发作减少，更年期及更年期后偏头痛减轻，间接支持这一观点。偏头痛起病年龄多在 10～30 岁，随着年龄增长，患偏头痛的人数逐渐增多，40～49 岁年龄段中偏头痛患者人数最多，此后随着年龄的增长，患偏头痛的人数逐渐减少，据统计，在青少年及老年人中的年患病率约为 5%。

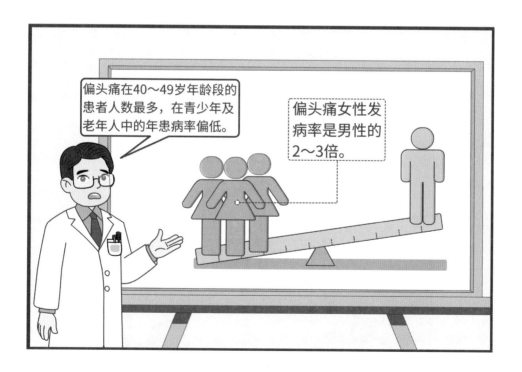

5. 偏头痛是如何诊断的？应该做哪些检查？

　　偏头痛的诊断主要依靠病史，包括头痛的性质、部位、持续时间、伴随症状、是否有先兆症状，以及诱发、缓解因素等。但也需要相应的辅助检查，排除其他疾病，明确是否合并其他疾病。辅助检查包括：头部 CT、头部磁共振成像（MRI）、头颈 CTA 或头部 MRA、经颅多普勒超声等影像学检查；发泡实验，血常规、C 反应蛋白、红细胞沉降率、抗核抗体检测，以及焦虑量表、抑郁量表评估等其他检查。具体检查项目需要专科医生全面评估后确定。

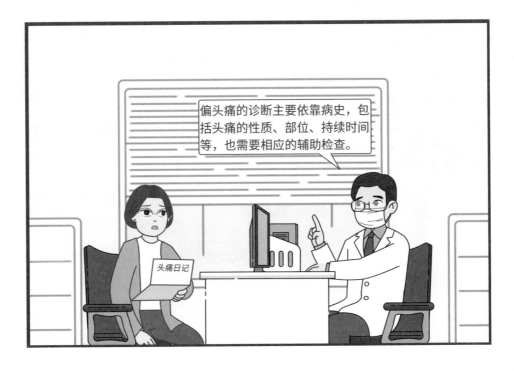

6. 偏头痛会引起脑梗死吗？

偏头痛与脑梗死是两种不同的疾病，但在一些特殊情况下，两病会有交集。

（1）有先兆偏头痛是脑梗死的危险因素，有先兆偏头痛者脑梗死的发病风险是正常人的2倍。

（2）偏头痛有一种特殊类型，称作偏头痛性脑梗死。这类患者有明确的有先兆偏头痛，在有先兆偏头痛发作过程中，发生了脑梗死，经影像学证实的梗死部位是与先兆症状相关的脑区，多为后循环供血区，枕叶梗死最为常见，年轻女性多见。

（3）皮质下梗死伴白质脑病的常染色体显性遗传性脑动脉病，是最常见的遗传性脑小血管病，由 *NOTCH3* 基因突变所致。本病的主要表现包括反复皮质下缺血性卒中、有先兆偏头痛、进行性血管性痴呆以及情感障碍。

（4）卵圆孔在胎儿发育期是开放的，出生后大多数人第一房间隔和第二房间隔相互贴近、粘连、融合，形成永久性房间隔，若 3 岁以上未完全融合，称为卵圆孔未闭。在有先兆偏头痛患者中卵圆孔未闭的发病率比普通人高，且卵圆孔未闭是引发年轻人脑梗死的原因之一。

因此一个人可能同时患脑梗死和有先兆偏头痛。

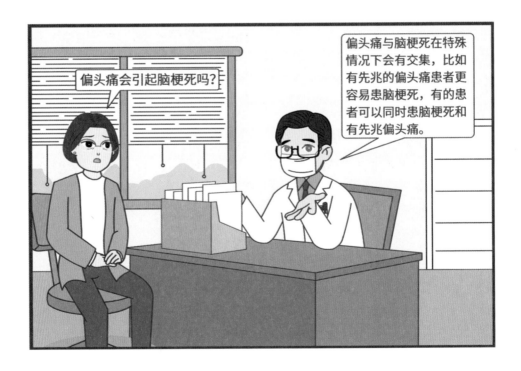

7. 偏头痛会引起认知障碍吗?

　　偏头痛可能与认知障碍有关,有研究表明发作频繁的偏头痛和病史长的偏头痛患者,可能会出现一定程度的认知障碍,以记忆力、注意力、语言功能下降为主要表现。推测与偏头痛引起脑白质病变、脑梗死、灰质和白质体积变化等有关。此外,有研究表明偏头痛与全因痴呆、血管性痴呆和阿尔茨海默病的风险增加有关。因此,应重视偏头痛发作,特别是频繁发作的偏头痛,积极进行急性期止痛和预防性治疗。

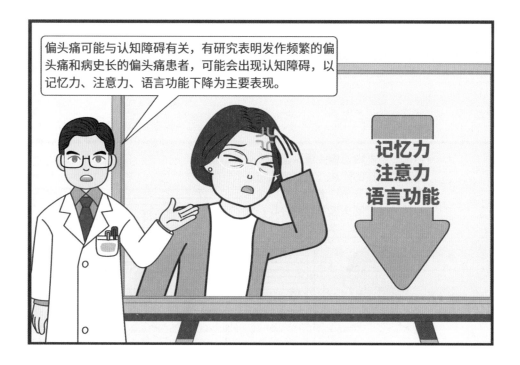

8. 偏头痛能根治吗？

目前的医疗水平尚不能根治偏头痛，但是偏头痛是可防可控的疾病。通过偏头痛急性期治疗和预防性治疗，能够快速和持续地缓解头痛及伴随症状，降低偏头痛发作的频率并缩短持续时间，改善偏头痛相关性失能，恢复生活、工作、学习能力，提高生活质量；可减少频繁或慢性头痛引发的相关心理疾病，同时提高急性期治疗的有效率；避免药物过度使用性头痛的发生。对于女性患者，通常在绝经后头痛程度逐渐减轻，发作次数逐渐减少。

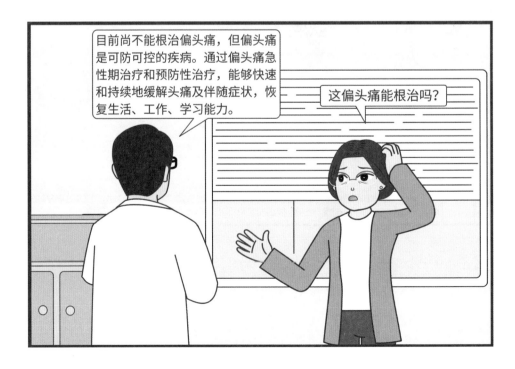

9. 紧张型头痛是如何诊断的？应该做哪些检查？

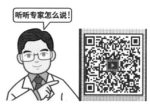

听听专家怎么说!

紧张型头痛是双侧压迫性或紧箍样头痛，程度为轻度或中度，日常活动不加重头痛，无恶心，无呕吐，且畏光、畏声仅有一项，通常单次持续30分钟至7天。根据发作频率，紧张型头痛分为偶发性紧张型头痛、频发性紧张型头痛和慢性紧张型头痛，进一步分为伴或不伴颅周压痛的紧张型头痛。

病史明确，症状典型，且近期无明显加重的患者可不做其他检查；如首次就诊，或近期头痛程度加重或发作频繁者，建议行头部 MRI 或 CT 检查、焦虑或抑郁筛查、睡眠量表评估等。

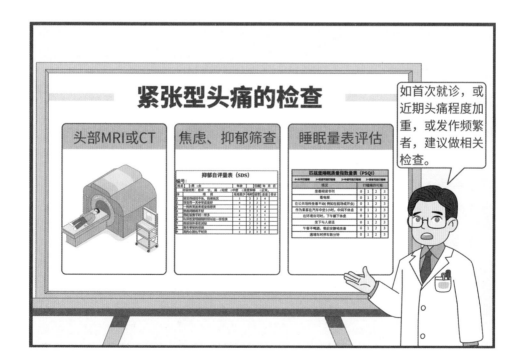

10. 医生诊断我是紧张型头痛,为什么问我心情好不好?

多数紧张型头痛患者会合并焦虑、抑郁、失眠等问题,特别是频发性和慢性紧张型头痛患者,详细询问这方面的病史,有助于全面诊断、给予针对性治疗。当这些患者对症止痛治疗疗效欠佳时,经专科医生全面评估后,可考虑使用阿米替林、米氮平、文拉法辛等抗焦虑、抑郁药物预防头痛发作。

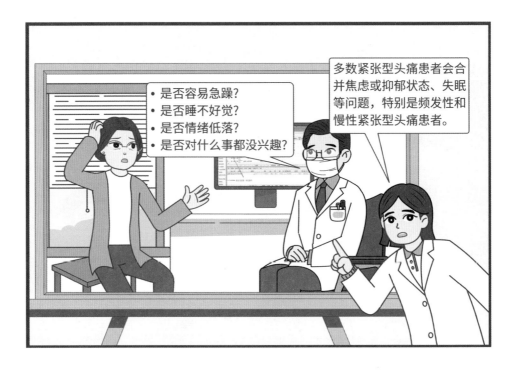

11. 丛集性头痛是如何诊断的？应该做哪些检查？

丛集性头痛特点是头部单侧的重度或极重度疼痛，主要位于眶、眶上、颞部，伴随同侧结膜充血、流泪、鼻塞、流涕、前额和面部出汗、瞳孔缩小、上睑下垂和／或眼睑水肿等自主神经症状和／或烦躁不安，如不治疗，每次发作持续 15～180 分钟，发作频率为隔日 1 次至每日 8 次。发作性丛集性头痛指至少 2 次头痛发作丛集期在未经治疗的情况下可以持续 7 日至 1 年，且这 2 次丛集期之间的无痛缓解期间隔 ≥ 3 个月；慢性丛集性头痛指至少 1 年内无缓解期或缓解期 < 3 个月；两者可互相转换。医生将根据患者情况，进行头部 MRI 或 CT、颅脑血管成像、炎症和免疫指标筛查等检查。

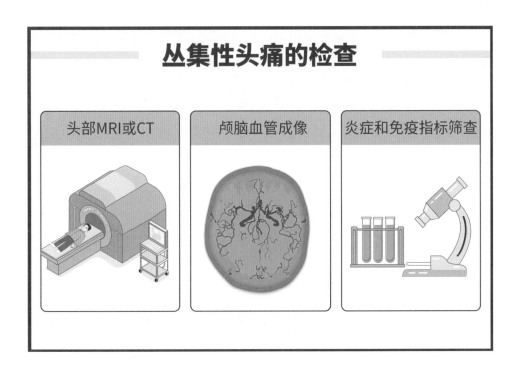

丛集性头痛的检查

| 头部MRI或CT | 颅脑血管成像 | 炎症和免疫指标筛查 |

12. 丛集性头痛应该和哪些疾病相鉴别?

丛集性头痛疼痛程度重,明显影响生活和工作,医生应尽快作出正确诊断,积极给予规范化治疗,诊断时应和以下头痛进行鉴别:

(1)继发性头痛,部分继发性头痛可出现类似丛集性头痛症状,如颈内动脉夹层、颅内动脉瘤、脑静脉血栓形成、垂体瘤、催乳素瘤、脑膜瘤、鼻窦炎、巨细胞动脉炎等。当患者出现丛集性头痛常见的预警征象时,应警惕继发性痛。丛集性头痛常见的预警征象包括:视物重影、视力下降、双颞侧视野缺损、脑缺血症状、疱疹病毒感染史、垂体功能减退、面部感觉减退、球结膜水肿伴眼球突出、50 岁以上新发头痛、风湿性多肌痛病史、体检示颞动脉压痛或搏动减弱、鼻涕带血或伴鼻塞、脓涕、嗅觉下降等。

(2)其他三叉神经自主神经性头痛,如阵发性偏侧头痛、短暂单侧神经痛样头痛发作及持续性偏侧头痛。这些头痛发作的持续时间和频率与丛集性头痛不同。

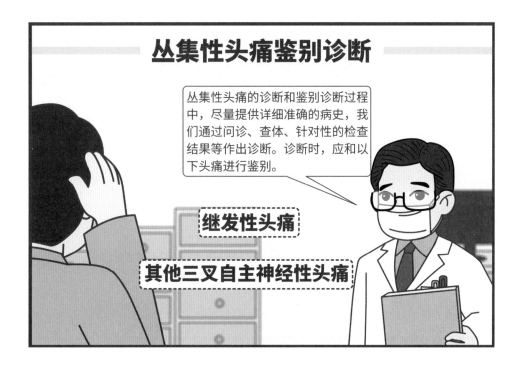

在丛集性头痛的诊断和鉴别诊断过程中，需要患者提供详细准确的病史，医生通过问诊、查体、针对性检查的结果等作出诊断，使患者得到早期诊治。

13. 低颅压性头痛是什么原因造成的?

　　低颅压性头痛根据病因可分为继发性和自发性两种,继发性低颅压性头痛常见于腰椎穿刺术后,如分娩时椎管内麻醉术后等;自发性低颅压性头痛则多数由脑脊液漏所致。无论继发性还是自发性低颅压性头痛,均可造成脑脊液的丢失,从而导致颅内脑组织下移,牵拉脑神经、脑膜、脑血管等痛敏结构造成头痛。

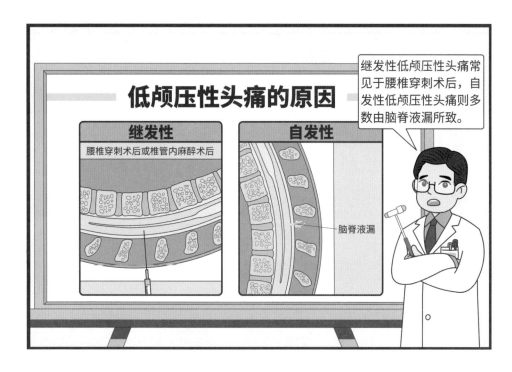

14. 如果医生考虑我得了低颅压性头痛，后续会安排什么检查？是否必须做腰椎穿刺检查？

如果医生考虑为低颅压性头痛，首先应急查头颅 CT，排查颅内出血；然后行头颅增强 MRI 检查，查看有无硬脑膜强化特殊征象；如以上能够确诊，则不必行腰椎穿刺检查；后续还须行脊髓 MRI 检查，包括脊髓磁共振水成像、脊髓造影等，进一步查找脑脊液漏。一般不建议单纯为诊断低颅压性头痛行腰椎穿刺术。

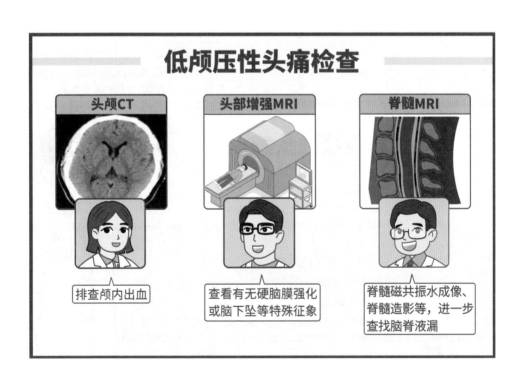

低颅压性头痛检查

头颅CT	头部增强MRI	脊髓MRI
排查颅内出血	查看有无硬脑膜强化或脑下坠等特殊征象	脊髓磁共振水成像、脊髓造影等，进一步查找脑脊液漏

15. 高海拔性头痛需要到医院就诊吗？

　　高海拔性头痛具有自限性，通常 2～3 日内缓解。如初上高原，仅表现为轻度头痛、胸闷，无其他症状，建议停止攀登，深呼吸，加强腹式呼吸，间断吸氧，改善睡眠。如头痛呈中等程度，指尖血氧饱和度在 90% 左右，建议间断吸氧或持续吸氧，特别是睡眠期间应保持吸氧；若常规吸氧后，症状仍不能缓解，或头痛合并恶心、呕吐、乏力、头晕、失眠，应及时就诊。如头痛呈重度、进行性加重，伴有意识不清、步态不稳、胸闷、血氧饱和度下降，应尽快到急诊就诊。

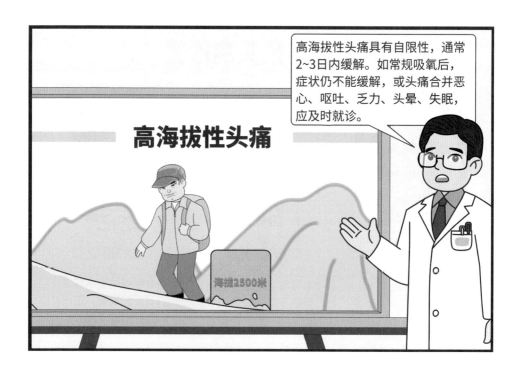

16. 为什么不同的医生给我的头痛诊断不同?

　　首先,头痛的诊断标准是不断更新的,目前《头痛疾病的国际分类》是第3版,与以往版本相比更为完善,如患者头痛病史较长,现在到医院就诊时医生作出的诊断可能与以往不同;其次,全科医生、内科医生、神经内科医生、头痛专科医生对头痛诊断的层级不同,专科医生诊断会更为细化;此外,患者病情是不断发展变化的,部分头痛的诊断需要观察头痛的演变、对治疗的反应,在疾病的不同时期,医生作出的诊断也可能不同,因此建议病情复杂的头痛患者,在头痛专科医生处就诊及随访,并遵医嘱转诊。

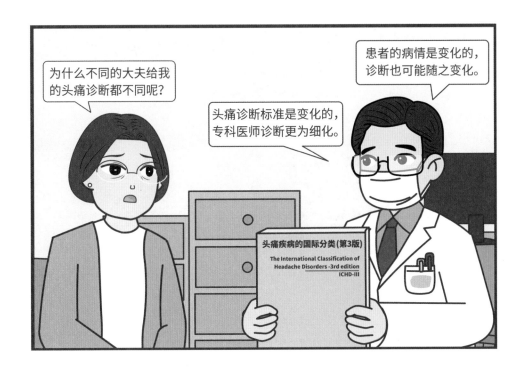

PART

4

第四篇

治疗篇

1. 偏头痛急性发作时，应该怎么做?

（1）条件许可时，在安静、光线柔和的房间内休息。

（2）合理使用镇痛药，如头痛为中重度，在头痛发作后 1 小时内服用镇痛药。如服用非处方药（如布洛芬、对乙酰氨基酚、萘普生等），可按需服用，应注意不要超量，并观察服药后有没有不良反应；如服用处方药（如曲普坦类药物、双氯芬酸等），须遵医嘱服用，尽量服用单一成分的药物，如疗效差，可试用复方制剂。

（3）如头痛伴有恶心、呕吐，应注意避免误吸。若恶心、呕吐严重，可在医生指导下，服用多潘立酮、甲氧氯普胺。如恶心、呕吐影响口服镇痛药，可在医生指导下换药。

（4）如头痛程度加重、持续时间大于 24 小时，或头痛性质与以往发作有明显改变，应及时就诊。

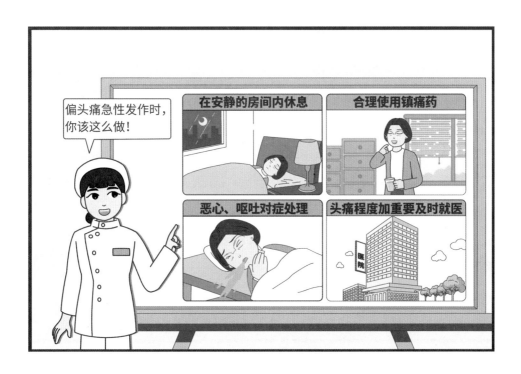

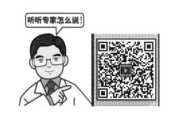

2. 偏头痛急性发作能经常吃镇痛药吗？会不会产生依赖？

偏头痛急性发作可以吃镇痛药，但应注意服药频率。如长时间（持续 3 个月以上）、过量服用镇痛药，可能会引起药物过度使用性头痛。以下任意一种情况均为过量服用：每月服用曲坦类药物、阿片类药物 ≥ 10 天；每月服用对乙酰氨基酚、阿司匹林、非甾体抗炎药 ≥ 15 天，联合使用麦角胺、曲坦类药物、非甾体抗炎药、阿片类药物，每月累计使用 ≥ 10 天。偏头痛继发药物过度使用性头痛时，治疗变得更加困难，需要在医生指导下进行规范性撤药和治疗。

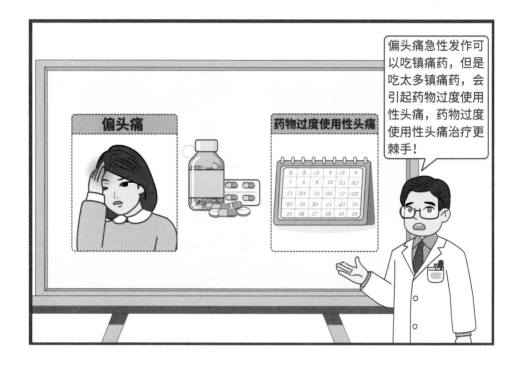

3. 偏头痛除了吃镇痛药，还有什么方法能止痛吗？

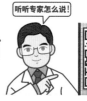
听听专家怎么说！

偏头痛非药物治疗可选择的方案包括：①患者教育，提倡健康的生活方式，如规律作息、适当运动、充足睡眠、均衡营养及合理膳食。②避免各种偏头痛诱因，如紧张、劳累、强光照射、吹冷风等。③针灸等中医治疗方法。④行为疗法和神经调控治疗，其中神经调控治疗是指通过电流或磁场刺激中枢或周围神经以缓解头痛，如经颅磁刺激、经皮迷走神经刺激、经皮眶上神经刺激、经颅直流电刺激等。

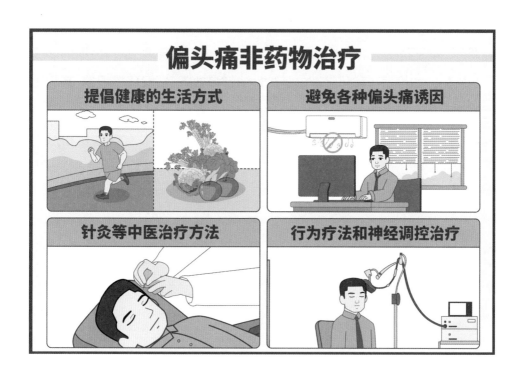

4. 月经期前后偏头痛发作怎么办？

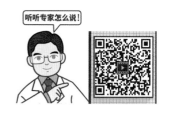

听听专家怎么说！

女性偏头痛患者经常会在月经期前、月经期、月经期后头痛发作，部分患者月经期头痛发作比平时发作程度更严重、持续时间更长，这就涉及月经性偏头痛。月经性偏头痛是指头痛性质符合偏头痛性质，在3个月经期中至少有2次头痛发作，且头痛发生在月经期前2天到月经期后3天这一时间段内。月经性偏头痛又分为三类：单纯月经性偏头痛、月经相关性偏头痛、非月经性偏头痛。如果偏头痛仅发生在月经期，称为单纯月经性偏头痛；如果月经期和非月经期都有发作，称为月经相关性偏头痛；如果偏头痛只发生在非月经期，称为非月经性偏头痛。

月经性偏头痛的治疗和其他偏头痛的治疗方法类似，预防性治疗较为常用的是短疗程月经期前预防性治疗，可选用非甾体抗炎药，如萘普生，从月经期前14天至7天开始规律服用，或者选用佐米曲普坦，从月经期前2天开始服用。如果短疗程月经期前预防性治疗疗效差，或月经不规律，可以试用连续激素治疗，如避孕药、促性腺激素释放激素类似物。

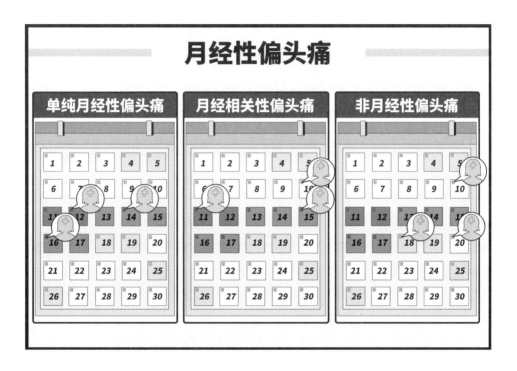

5. 偏头痛服用镇痛药无效怎么办?

很多偏头痛患者感觉服用了好多镇痛药都没有效果,或者开始有效果,后来效果越来越差,需要加大服药剂量、增加服药次数。这种情况下,应前往头痛门诊就诊,医生会和患者一起梳理以往的病史,考虑以下几个问题:①偏头痛的诊断对吗? 有无合并其他类型的头痛或其他疾病? ②在镇痛药的使用方面,具体服用过哪些药物? 哪些有效? 哪些部分有效? 哪些无效? 有无药物使用过量的情况? ③近 3 个月头痛发作的频率如何? 最近在吃什么药? 是否有效?

针对上述问题,首先,如果合并继发性头痛应给予对因治疗,如果合并焦虑状态、抑郁状态,可以选用阿米替林、文拉法辛等药物,达到改善情绪、减少头痛发作的目的。

其次,应按照合理应用镇痛药的原则选药,阶梯用药或按疼痛程度用药,如果存在药物过度使用性头痛,须停用原先使用的镇痛药,选择适宜的替代药物和预防药物。

再次,明确患者有无预防性治疗的指征,如符合预防性治疗的指征,应给予足量、足疗程的预防性用药,降低偏头痛发作频率并减轻头痛程度。

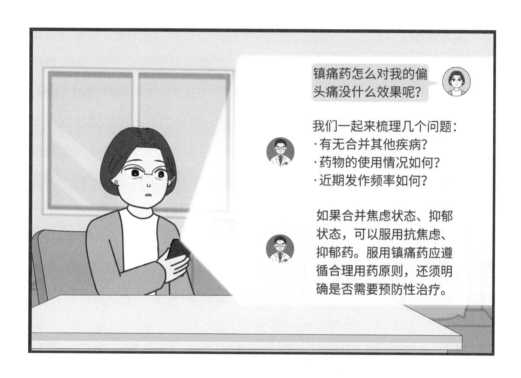

最后，目前临床上有新型的吉泮类药物和降钙素基因相关肽（calcitonin gene-related peptide，CGRP）或其受体单克隆抗体可供选择。

6. 紧张型头痛只能吃镇痛药物治疗吗?

按发作频率,紧张型头痛分为偶发性紧张型头痛、频发性紧张型头痛和慢性紧张型头痛。其中偶发性紧张型头痛,平均每月发作 < 1 天,每年发作 < 12 天,治疗主要是止痛治疗,首选单一成分镇痛药,如布洛芬、萘普生等,如疗效欠佳,可使用复方镇痛药,同时可以配合针灸治疗。慢性紧张型头痛平均每月发作 ≥ 15 天,持续 3 个月以上,每年发作 > 180 天,单一成分镇痛药通常疗效欠佳,须神经内科就诊,启动预防性治疗。而预防性治疗中很重要的一部分就是非药物预防性治疗,评估是否有焦虑、抑郁状态,适时使用相应治疗。频发性紧张型头痛,指每月发作 1~14 天,超过 3 个月,当头痛发作频率每周 ≤ 2 天时,与偶发性紧张型头痛类似,以止痛治疗为主,当头痛发作频率每周 > 2 天时,应参照慢性紧张型头痛,启动预防性治疗。

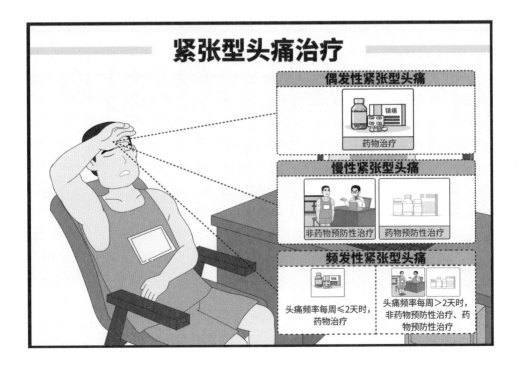

7. 紧张型头痛的非药物治疗都有哪些?

紧张型头痛的非药物治疗包括以下措施:

(1)减少诱发因素,如避免压力过大、不良姿势、睡眠不足等。

(2)针灸治疗,推荐在有经验的针灸科医生处就诊,遵医嘱进行治疗。

(3)认知行为疗法和放松训练,后者包括肌肉放松和呼吸训练,两者联合使用可获得更好的效果。

(4)生物反馈治疗,原理是使患者意识到自己头颈肌肉的紧张,并尝试自己控制头颈肌肉的放松,临床较为常用的是肌电生物反馈治疗。

(5)物理治疗,包括姿势矫正、按摩、筋膜放松、特定肌肉触发点放松等。

非药物治疗对于青少年患者和有禁忌证不能服用镇痛药的患者,尤为适用。

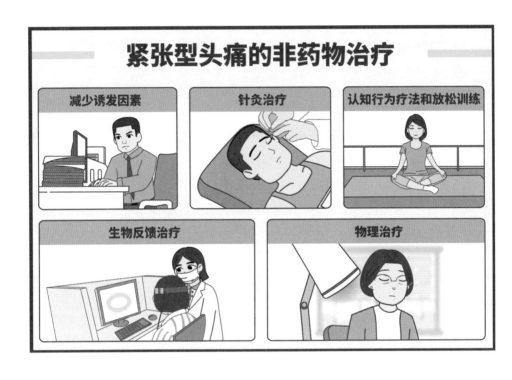

緊张型头痛的非药物治疗

减少诱发因素

针灸治疗

认知行为疗法和放松训练

生物反馈治疗

物理治疗

8. 丛集性头痛发作时可以采用哪些措施止痛？

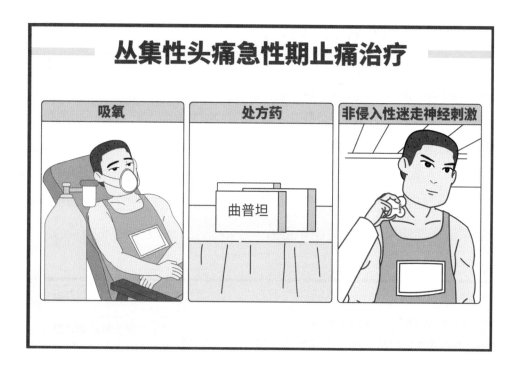

丛集性头痛急性期止痛治疗包括以下措施：

（1）吸氧，要求吸 100% 的氧，每分钟 6~12L，通常须到医疗机构吸氧。

（2）皮下注射舒马普坦，或使用佐米曲普坦鼻喷剂，两种药物均为处方药，应在专科医生的指导下使用。

（3）非侵入性迷走神经刺激，需要在专业医生的指导下进行。

9. 对于轻－中度的头痛发作，布洛芬和对乙酰氨基酚如何选择？

　　布洛芬和对乙酰氨基酚均可以用于治疗轻－中度的头痛发作。其中，布洛芬是一种非甾体抗炎药，主要不良反应是胃肠道不适，少数可出现胃溃疡及出血、肝损伤、肾损伤、粒细胞减少等；对乙酰氨基酚安全且耐受性较好，用药过程中须警惕长期大量使用导致的药物性肝肾损害。此外，目前有很多含有布洛芬和／或对乙酰氨基酚的复方镇痛药或感冒药，服药时应避免重复用药。布洛芬和对乙酰氨基酚都属于非处方药，但非处方药不意味着可以随意服用，药物的选择应考虑头痛的原因、程度、以往服药后止痛效果、基础疾病等，长期使用建议咨询专科医生。

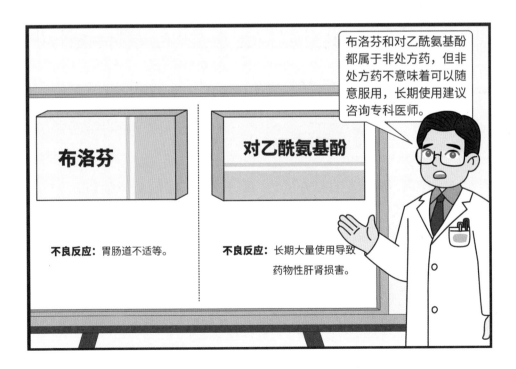

10. 常用镇痛药的不良反应有哪些?

患者使用镇痛药最担心的就是药物的不良反应,甚至因此不敢服用镇痛药。了解是减少担心的前提,以下介绍常用镇痛药的不良反应。

(1)**非甾体抗炎药(如布洛芬、萘普生、双氯芬酸、阿司匹林等)不良反应有**:胃肠道反应、消化道出血、消化道溃疡、皮疹、肝损伤、粒细胞减少等。禁用于对此类药物过敏者(如对阿司匹林过敏的哮喘患者)、消化道出血或穿孔者、严重肝功能不全或肾功能不全者。

(2)**对乙酰氨基酚不良反应有**:皮疹、荨麻疹、药物热、粒细胞减少等,长期大量使用易导致肝、肾损伤。禁用于严重肝、肾功能不全患者。

(3)**含咖啡因复合镇痛药不良反应有**:胃肠道反应、困倦和疲劳等。禁用于严重肝、肾功能衰竭者,有出血风险者,活动性溃疡患者,过敏患者,孕期及哺乳期妇女。

(4)**曲普坦类药物(如佐米曲普坦、利扎曲普坦等)不良反应有**:疲劳、虚弱、感觉迟钝、心悸、脸红、呼吸困难、高血压、胸痛、腹泻、呕吐等。严重不良事件有:心肌梗死、心律失常、脑卒中。禁用于冠心病、脑梗死、缺血性外周血管疾病、控制不佳的高血压、严重肝损伤等患者,禁止与单胺氧化酶抑制剂合用。

（5）瑞美吉泮不良反应有：恶心、鼻咽炎、尿路感染、上呼吸道感染等。

（6）加巴喷丁不良反应有：恶心、呕吐、抽搐、嗜睡、共济失调、眩晕等。禁用于过敏患者。

（7）普瑞巴林不良反应有：头晕、嗜睡、共济失调、意识模糊、乏力、思维异常等。禁用于过敏患者。

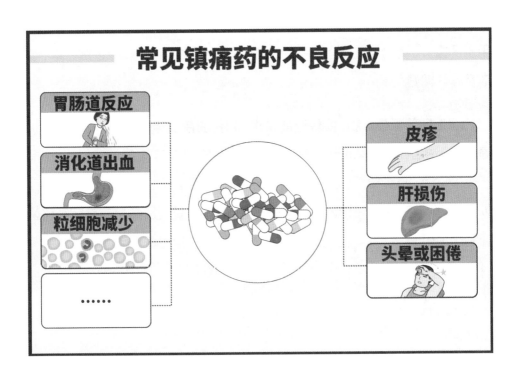

11. 什么情况下可以使用吲哚美辛进行止痛治疗？

　　吲哚美辛是一种非甾体抗炎药，同时具有解热、镇痛作用，有片剂和栓剂两种剂型。吲哚美辛栓剂又称为"消炎痛栓"，是强效退热药物；吲哚美辛片剂在头痛治疗方面有独特之处，治疗阵发性偏侧头痛、持续性偏侧头痛、原发性咳嗽性头痛、原发性劳力性头痛、原发性性生活相关性头痛、原发性针刺样头痛、睡眠性头痛有较好效果，使用吲哚美辛后 24 小时内头痛完全缓解，这些头痛被称为吲哚美辛反应性头痛。但吲哚美辛的不良反应较多，包括：消化不良、胃溃疡、胃出血、头痛、头晕、失眠等，严重者可有精神或行为障碍、肾功能不全、再生障碍性贫血、过敏等，须在医生指导下使用。

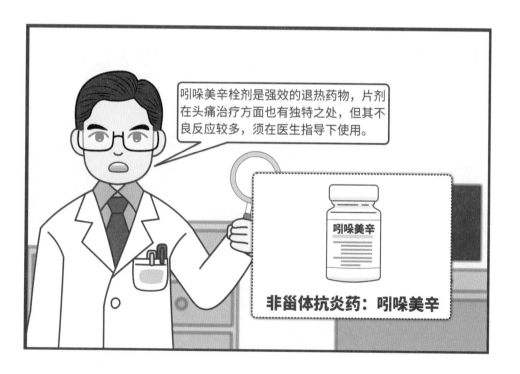

12. 为什么医生不建议吃感冒药治疗头痛?

感冒药多为复方制剂,成分包括对乙酰氨基酚、布洛芬、伪麻黄碱、右美沙芬、氯苯那敏、氯雷他定、金刚烷胺、咖啡因等。其中,对乙酰氨基酚、布洛芬可缓解头痛,这也是头痛患者愿意服用感冒药的原因,但感冒药的其他成分对头痛没有作用,还可能存在不良反应,例如:伪麻黄碱可能引起血压升高;咖啡因可增加镇痛作用,但存在过度使用的风险,如突然停用,可能发生咖啡因戒断性头痛。因此医生会建议以往服用感冒药治疗头痛的患者更换药物。

安乃近是吡唑酮类解热镇痛药,由于可能引起血液系统严重不良反应,如粒细胞缺乏症、血小板减少性紫癜、再生障碍性贫血、严重过敏反应(如剥脱性皮炎、中毒性表皮坏死松解症、过敏性休克等),在近年发表的各项头痛指南中已不再推荐使用。

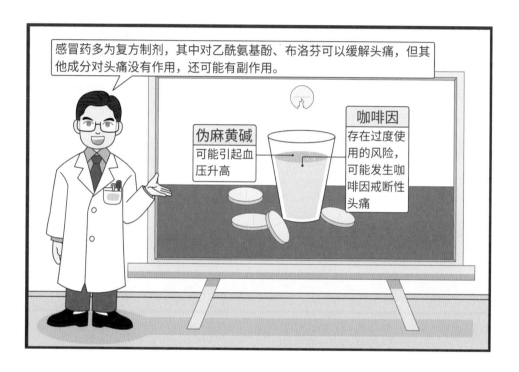

13. 诊断为低颅压性头痛后，如何治疗？

　　确诊低颅压性头痛后，需要绝对卧床休息，增加饮水量，静脉输注生理盐水，每日 2000～3000mL，部分患者经保守治疗，症状可缓解。如果仍不能完全缓解或者补液过程中体位性头痛变为持续性头痛，须及时就诊。全面评估后，确定是否须行硬膜外血贴治疗或外科手术治疗。

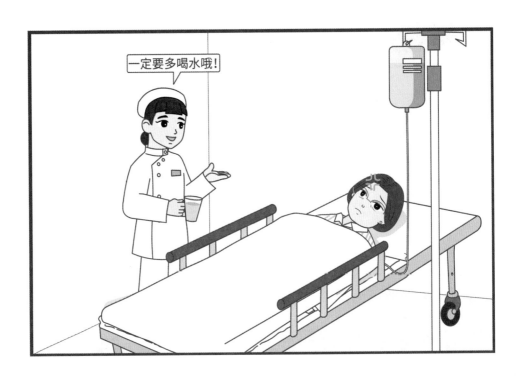

14. 硬膜外血贴治疗效果怎么样？有什么危险吗？

硬膜外血贴治疗是抽取患者本人静脉血 10~20mL，通过硬膜外导管缓慢注入腰段或胸段硬膜外隙，血液从注射点向上下扩展数个椎间隙，可压迫硬膜囊并阻塞脑脊液漏出口，迅速缓解头痛，适用于内科保守治疗无效的腰椎穿刺后头痛和自发性低颅压性头痛患者。迄今为止，硬膜外血贴治疗用于低颅压性头痛治疗已有 60 多年的历史，临床实践证明这是一种相对安全且有效的治疗方式，大多数患者术后头痛能够消失或减轻。术后并发症相对少见，包括脊髓损伤、椎管内感染、蛛网膜下腔出血等。

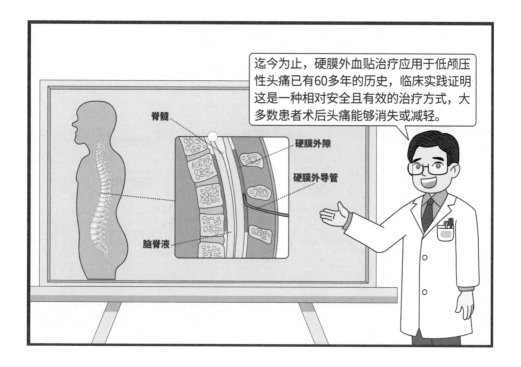

15. 自发性低颅压多次硬膜外血贴治疗后仍无效应该怎么办?

多次硬膜外血贴治疗无效的患者考虑为难治性低颅压,须仔细分析硬膜外血贴治疗无效的原因。应通过动态脊髓造影确定漏口的类型和精确位置,然后神经内科医生与神经外科医生共同讨论患者是否适合进行手术修补脑脊液漏。如适合手术治疗,则须进一步商定具体的手术术式、手术位置和可能的手术并发症,与患者充分沟通并获取患者知情同意后行手术治疗。

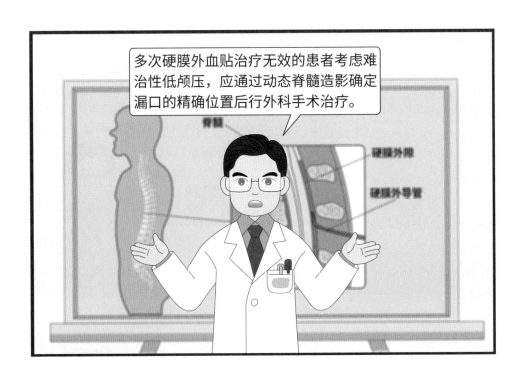

16. 脑脊液漏长期不愈会有什么后果?

　　脑脊液漏长期不愈者,头痛会迁延不愈,头痛的体位性会逐渐模糊,严重影响生活质量。少数患者多年后可能会出现双侧臂肌萎缩、中枢神经系统表面铁沉积症、行为变异型额颞叶痴呆样认知障碍等。其中,双臂肌萎缩主要表现为双上肢肌肉萎缩,与连枷臂综合征类似;脑表面铁沉积症主要表现为听力下降和共济失调;行为变异型额颞叶痴呆样认知障碍则主要表现为行为脱抑制、冷漠、迟钝、缺乏同理心、强迫行为、口欲亢进、执行功能障碍等。

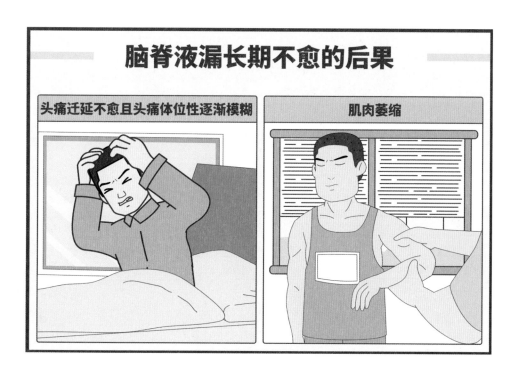

PART

5

第五篇

照护篇

1. 为什么医生要求头痛患者记头痛日记?

　　头痛日记能够帮助识别头痛类型,发现偏头痛发作的诱发因素,评估干预措施的有效性,指导治疗方案的调整。对于偏头痛频繁发作、慢性偏头痛患者特别适用。记录内容包括头痛发作的诱因,头痛的部位、性质、持续时间、程度、伴随症状,是否服镇痛药,药物的效果,头痛前后的特殊不适,头痛的频率等。

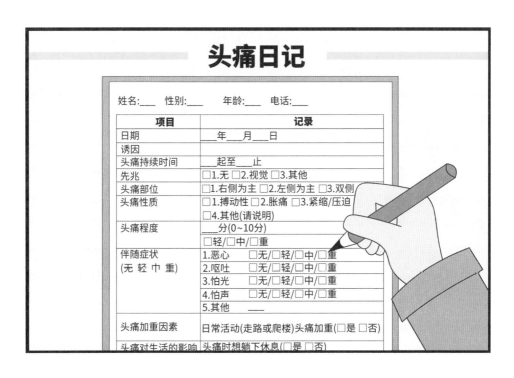

2. 偏头痛患者饮食上要注意什么？

　　对于偏头痛患者，建议调整饮食，有助于减少头痛发作，例如：限制红酒摄入，减少奶酪、巧克力摄入，补充维生素。如口服避孕药、血管扩张剂期间出现头痛发作频繁，应及时咨询医生，必要时调整用药。如平时规律饮用咖啡，不建议突然停止，也不建议为追求止疼效果过量饮用咖啡。

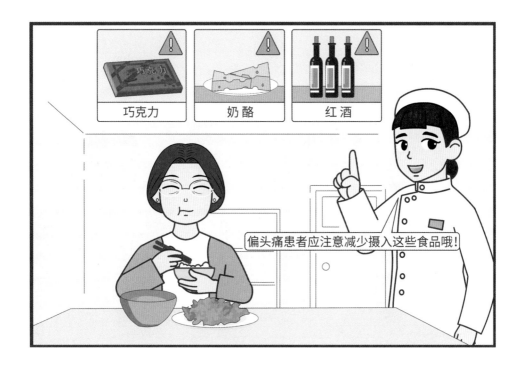

3. 患偏头痛的女性，孕期及哺乳期应注意些什么？

　　大多数女性偏头痛患者孕期头痛发作次数减少，但在孕期及哺乳期，可选择的镇痛药也非常少。因此，对于女性偏头痛患者，首先，要注意养成健康的生活方式，避免过度劳累，避免诱因；其次，孕期急性偏头痛发作时，应在医生指导下用药，使用对乙酰氨基酚相对安全，可作为首选药物，但仍应尽量少用。

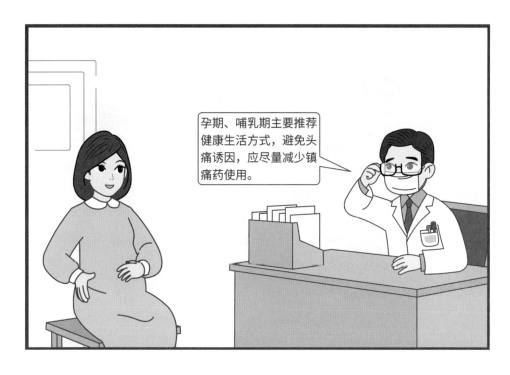

4. 头痛患者如何保持良好情绪？

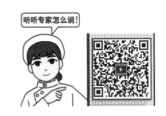

听听专家怎么说！

头痛是一种常见的健康问题，许多人都会不时地经历头痛的困扰。对于头痛问题，正确的健康教育对于预防和缓解头痛至关重要。下面介绍一些能帮助头痛患者保持良好情绪的方法。

（1）学习关于头痛的知识，了解头痛的原因、治疗方法和应对策略，更好地理解所患疾病，减少过度忧虑。

（2）尝试深呼吸、冥想、瑜伽或渐进性肌肉松弛术等放松技巧，有助于消除身体紧张、缓解焦虑情绪。

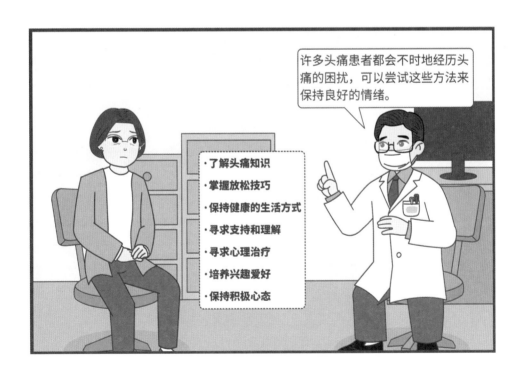

（3）保持健康生活方式，包括规律的作息、均衡的饮食、适度的运动等，有助于提高身体的抵抗力和心理的稳定性。

（4）与亲朋好友分享自己的感受，寻求支持和理解，也可以加入支持小组，与其他头痛患者交流经验。

（5）如果焦虑、抑郁情绪明显，可以寻求专业心理治疗师的帮助。

（6）培养自己的兴趣爱好，有助于放松心情、缓解焦虑。

（7）保持积极的心态，相信自己能够应对头痛和负面情绪，寻找生活中的积极面和乐趣。

正确的健康教育对头痛的预防和缓解起到重要作用。通过了解头痛知识、尝试身心放松的方法、保持乐观心态，患者可以更好地管理头痛问题，保持良好的情绪，提升生活质量。

5. 低颅压性头痛患者居家照护要点有哪些？

低颅压性头痛是一种常见但较为复杂的头痛类型。对于这种头痛，通常先采用保守治疗，如疗效差，再考虑手术治疗。部分低颅压性头痛患者是在家中进行保守治疗的，以下介绍一下低颅压性头痛患者居家照护的要点：

（1）**增加水分摄入**：每日喝足够的水，保持身体水分充足，建议少量多次饮水，避免一次性大量饮水，可饮用淡盐水或口服补液盐，避免摄入果汁、咖啡、茶等可能有利尿作用的饮品。如经口饮水补充水分后，仍有明显头痛，可静脉补液。根据个人情况，由医生确定静脉补液量，一般每日不少于2000mL，适宜选用 0.9% 氯化钠溶液。

（2）**注意体位**：尽量长时间卧床休息，去枕平卧，避免坐起和站立，如体位性头痛明显，可尝试头低脚高位。

（3）**观察头痛的症状变化**：通常保守治疗 2 周，头痛症状会缓解或完全消失，如头痛持续或加重，应及时就诊。

（4）**注意饮食**：应适当增加盐分摄入，并增加饮食品种，色、香、味多样化，鼓励患者进食。

低颅压性头痛患者居家照护是保守治疗的基础，通过增加水分摄入、增加卧床休息时间及饮食调节，可使近半数患者的头痛缓解。

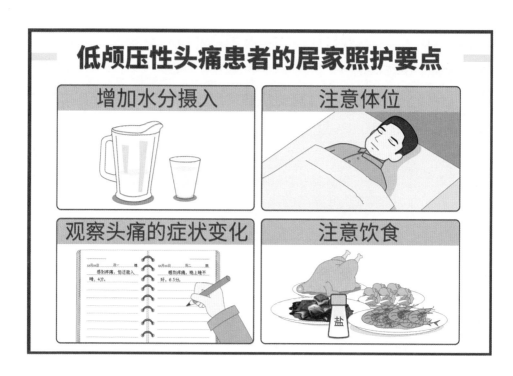

6. 头痛患者居家用药指导有哪些?

头痛患者在门诊就诊后,应在医生指导下使用镇痛药。在居家服药过程中,还须注意以下事项:

(1)严格按照医生的建议按时服药,避免漏服,不要自行停药或增减剂量。

(2)就诊时,告知医生所患其他疾病及用药情况,避免药物之间的相互作用。

(3)用药期间,观察药物不良反应,如有无胃肠道不适、皮疹等。

(4)注意饮食,某些食物或饮料可能会影响药物的吸收或效果,例如酒精、西柚等。

(5)妥善保存药品,避免受潮、受热或过期。

(6)按照医生的要求定期复查,评估治疗效果和病情变化,必要时调整用药。

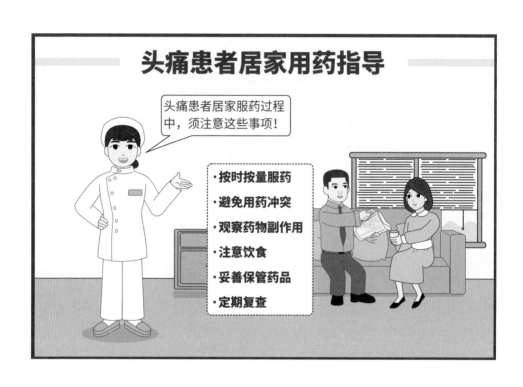

7. 孕妇因头痛，诊断为颅内静脉窦血栓形成，应如何治疗？如何进行健康管理？

　　颅内静脉和静脉窦血栓形成，占所有脑卒中的 0.5%~1.0%，多见于孕期妇女、服用口服避孕药的女性以及 < 45 岁的年轻人群。头痛是颅内静脉和静脉窦血栓形成最常见表现，约 90% 患者可见头痛症状，其他表现包括抽搐、意识水平下降、静脉源性梗死或出血、视乳头水肿。孕妇颅内静脉窦血栓形成多与获得性高凝状态有关，其他可能因素还有遗传、脱水、感染、肿瘤、血液病等，诊断明确后，抗凝治疗是最常用的治疗手段。由于孕期的特殊性，须注意以下事项：

　　（1）孕期谨慎用药：须兼顾疗效和对胎儿的潜在影响，多选用低分子肝素皮下注射抗凝治疗。

　　（2）遵医嘱用药：严格遵医嘱使用抗凝药，注意药物剂量和给药频次。如头痛明显，遵医嘱使用镇痛药。

　　（3）观察有无药物不良反应：如皮肤瘀斑、牙龈出血、阴道出血等，如果出现上述问题，应及时就诊。

（4）**定期产检**：密切监测胎儿的发育情况和母亲的健康状况。

（5）**改善生活方式**：保持健康的生活方式，如均衡饮食、适量运动、戒烟酒等。

（6）**避免加重头痛的因素**：如屏息憋气、频繁咳嗽等；尝试缓解头痛的方法，如休息、放松、床头抬高30°～45°等。

（7）**心理支持**：孕期可能会有压力和焦虑情绪，寻求心理支持可以帮助患者更好地应对。

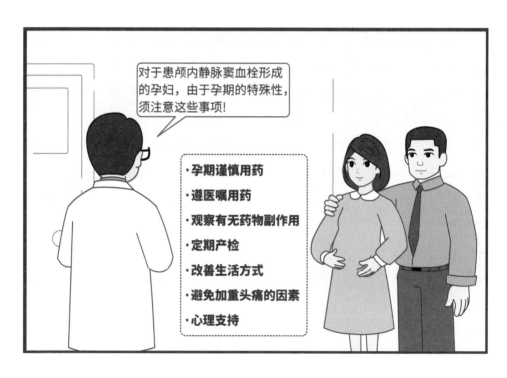

8. 带状疱疹后神经痛患者如何居家护理?

带状疱疹后神经痛是指带状疱疹皮疹愈合后,持续 1 个月及以上的疼痛,是带状疱疹最常见的并发症,也是最常见的一种神经病理性疼痛。其治疗原则是尽早有效地控制疼痛,缓解伴随症状,提高生活质量。居家生活中可通过以下方法适当缓解带状疱疹后神经痛:

(1)**保持皮肤清洁**:每日用温水轻轻清洗患处,避免使用刺激性的清洁剂或化妆品。

(2)**注意饮食**:避免食用辛辣、刺激性食物,多吃一些清淡、易消化的食物。

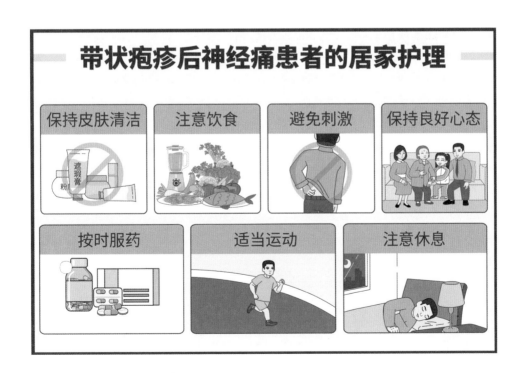

（3）**避免刺激**：避免摩擦、搔抓患处，穿着棉质、宽松、舒适的衣服，避免穿紧身衣物。

（4）**保持良好心态**：紧张、焦虑等情绪可能会加重疼痛，尽量保持心情舒畅。

（5）**按时服药**：根据医生的建议按时服用药物，不要自行增减药量或停药。

（6）**适当运动**：适当进行运动，如慢跑、散步、瑜伽等，有助于缓解疼痛和改善心情。

（7）**注意休息**：保证充足的睡眠，有助于身体的恢复。

PART

6

第六篇

预防篇

1. 哪些情况需要吃药预防偏头痛?

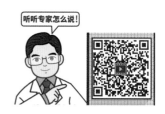

听听专家怎么说!

偏头痛发作频繁,镇痛药效果差或者镇痛药作用时间短需要频繁服用镇痛药,镇痛药不良反应明显,先兆发作频繁、时间长,令人极度不适,严重影响生活、工作或学习者,需要服用预防性药物,以期达到减少头痛发作次数,增强急性期镇痛药效果的目的。

此外,一些特殊类型的偏头痛,如偏头痛性脑梗死(典型有先兆偏头痛发作过程中发生脑梗死)、偏瘫型偏头痛(先兆症状包括肢体力弱及视觉、感觉、言语 / 语言症状之一)、脑干先兆偏头痛(先兆满足 ≥ 2 项完全可逆的脑干症状,包括构音障碍、眩晕、耳鸣、听力减退、复视、非感觉损害引起的共济失调、意识水平下降,且不伴有运动异常及视网膜症状)、偏头痛持续状态(头痛发作持续时间超过 72 小时,程度较重,且头痛或伴随症状使其日常活动能力下降)等,也需要积极用药预防偏头痛。

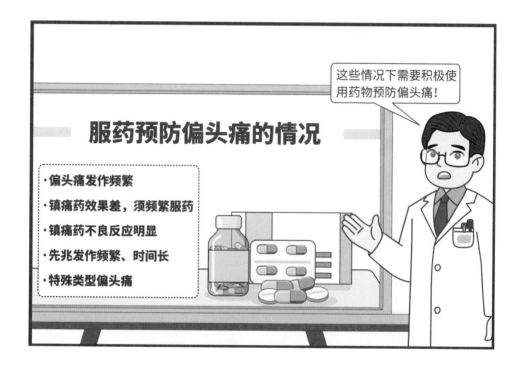

2. 预防偏头痛的药物有哪些？
能自己选择药物服用吗？

　　常用的预防偏头痛的药物包括：氟桂利嗪、托吡酯、丙戊酸钠、普萘洛尔、美托洛尔、阿米替林、文拉法辛。上述药物均为处方药，患者不能自行购药服用，须经医生全面评估，与患者充分沟通，个体化用药。例如：心率慢、血压低的患者不适合使用普萘洛尔和美托洛尔；合并焦虑、抑郁状态的患者适合使用阿米替林、文拉法辛。

　　用药应在医生的指导下自小剂量起始，缓慢加量，直至达到推荐剂量或最大耐受剂量，同时须注意对每种药物应给予足够的观察期以评估疗效。患者须记录头痛日记以评估治疗效果。

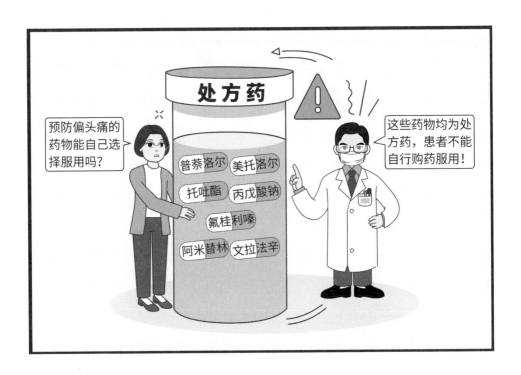

3. 预防偏头痛的药物要一直吃吗?

预防性治疗在用药达到推荐剂量或最大耐受剂量后,观察 2 个月,如果治疗有效,须持续服药至少 6 个月,评估疗效后决定是否缓慢减量或停药。如果停药后,头痛再次频繁发作,可重新使用既往有效的药物。慢性偏头痛患者,减量或停药须谨慎,过早停药可能导致病情反复,且重新启用既往治疗方案可能疗效欠佳,建议由医生制订方案。

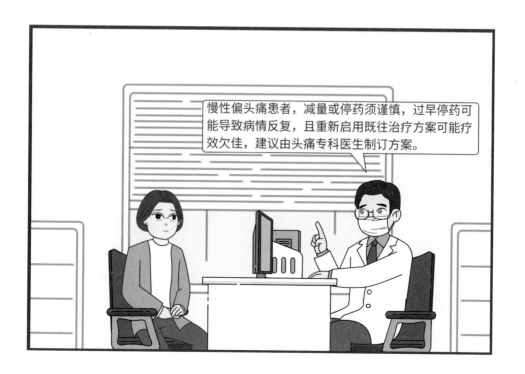

4. 预防偏头痛的常用药物有哪些不良反应和禁忌证？

不存在偏头痛"完美的预防药物"，只有较适合的预防药物，需要在用药前充分评估、在用药过程中仔细观察。常用预防偏头痛药物的不良反应如下：

（1）**氟桂利嗪不良反应**：嗜睡、体重增加；少见不良反应有抑郁、锥体外系症状等。已有抑郁和锥体外系症状的患者不能使用。

（2）**丙戊酸钠不良反应**：恶心、体重增加、嗜睡、多囊卵巢、震颤、脱发、肝功能异常等。肝病患者不能使用。

（3）**托吡酯不良反应**：嗜睡、认知障碍和语言障碍、感觉异常、体重减轻、泌尿系统结石等。泌尿系统结石、托吡酯过敏患者不能使用。

（4）**美托洛尔和普萘洛尔不良反应**：常见不良反应有心动过缓、低血压、嗜睡、无力、运动耐量降低；少见不良反应有失眠、噩梦、阳痿、抑郁、低血糖。对于哮喘、心力衰竭、房室传导阻滞、心动过缓等患者禁用；使用胰岛素等降血糖药的患者慎用。

（5）**阿米替林不良反应**：口干、嗜睡、体重增加、排尿异常、便秘等。青光眼、严重心脏病、癫痫、肝功能不全、前列腺增生等患者禁用。

（6）**文拉法辛不良反应**：恶心、口干、出汗（包括盗汗）等。对本药过敏者禁用，且禁止与单胺氧化酶抑制剂合用。

预防偏头痛用药过程中出现上述不良反应时，应评估不良反应对生活、工作、身体状态的影响，及时就诊，由医生调整预防用药方案。

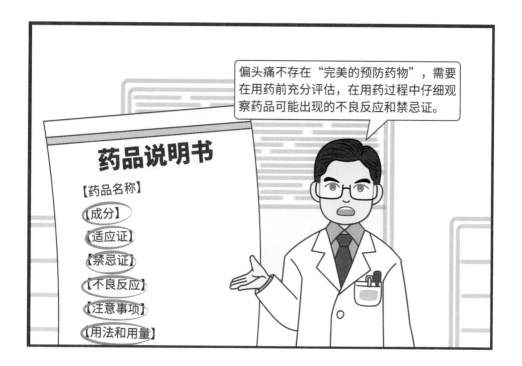

5. 注射肉毒毒素能预防偏头痛吗?

　　A 型肉毒毒素是由肉毒梭菌产生的细菌外毒素，具有强效神经阻滞作用，被广泛运用于神经治疗、康复等临床治疗领域，适用于眼睑痉挛、偏侧面肌痉挛、颈部肌张力障碍等运动障碍、慢性偏头痛、神经病理性疼痛。就偏头痛而言，A 型肉毒毒素注射可用于成人慢性偏头痛患者的预防性治疗，可以降低偏头痛发作频率。有研究表明，A 型肉毒毒素注射对于发作性偏头痛的预防无效，对于慢性紧张型头痛可能无效。预防慢性偏头痛注射部位包括皱眉肌、降眉间肌、额肌、颞肌、枕肌、椎旁肌及斜方肌等，可在疼痛显著部位增强注射。不良反应包括颈部疼痛、肌肉无力等。肉毒毒素注射后 3~14 天起效，作用通常持续 3~6 个月，随着神经末梢处的神经芽生，递质传递功能恢复，肉毒毒素的神经阻滞作用逐渐消失，因此推荐每 3 个月注射一次。特别强调的是，A 型肉毒毒素注射应在医疗机构内由专业的医生操作，并观察头痛缓解情况、有无肉毒毒素的不良反应和过敏反应。

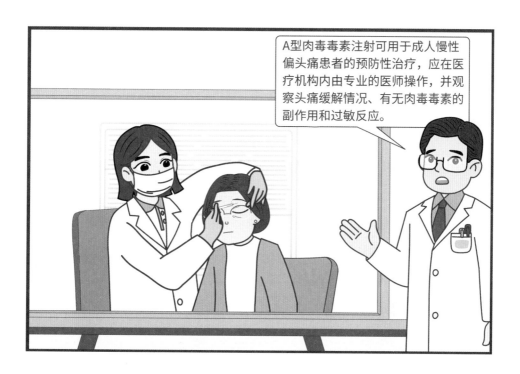

6. 孕期、哺乳期如何预防偏头痛？

大多数无先兆偏头痛女性患者孕期偏头痛减轻或完全没有发作，近半数有先兆偏头痛女性患者孕期偏头痛减轻。分娩后哺乳期内，偏头痛通常会很快复发，推测机制与激素水平波动、劳累、睡眠差有关。

孕期、哺乳期预防偏头痛以非药物疗法为主，包括健康生活方式、避免头痛诱因。孕期和哺乳期偏头痛患者只有在预防性治疗的获益超过潜在风险时，才考虑开始或继续使用预防用药。孕期预防用药首选低剂量普萘洛尔、美托洛尔，二线治疗药物可选择阿米替林；合并焦虑、抑郁时可考虑使用文拉法辛；丙戊酸钠和托吡酯被证实与胎儿畸形有关，孕期禁用。哺乳期预防用药首选普萘洛尔，二线用药可考虑托吡酯或丙戊酸钠，但托吡酯相关证据较少；服药期间须监测婴儿生命体征及不良反应，丙戊酸钠有致畸风险，若要使用，应严格避孕。

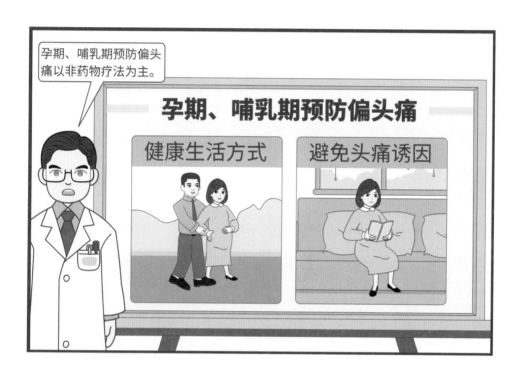

7. 预防偏头痛有什么新药吗？

预防偏头痛的新药主要是吉泮类药物和 CGRP 或其受体单克隆抗体。吉泮类药物包括瑞美吉泮等，CGRP 或其受体单克隆抗体包括依瑞奈尤单抗、卡奈珠单抗等。如偏头痛患者有意向使用新型偏头痛预防药物，需要到头痛专科就诊，由专科医生全面评估后，制订治疗方案。

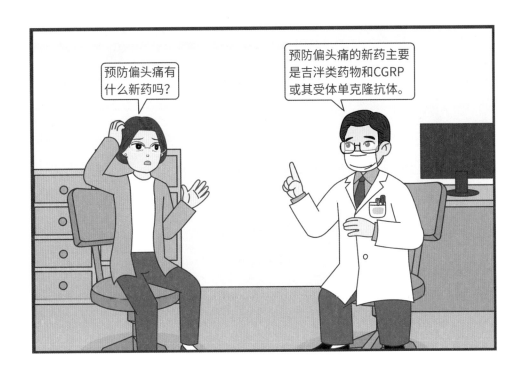

8. 紧张型头痛能预防吗？

　　紧张型头痛预防性治疗主要针对频发性和慢性患者，以及对症治疗疗效欠佳、存在合并症需要长期治疗的患者。

　　紧张型头痛预防性治疗包括非药物预防性治疗和药物预防性治疗两种。其中，非药物预防性治疗包括健康生活方式、物理治疗、针灸治疗、行为疗法（如认知行为疗法、生物反馈疗法、松弛治疗）等。药物预防性治疗包括阿米替林、米氮平、文拉法辛。以上预防方案都要在专科医生的指导下进行。

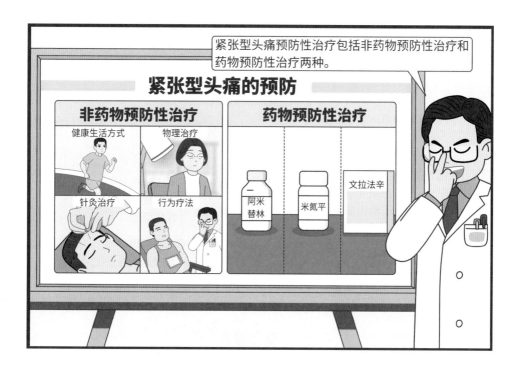

9. 丛集性头痛能预防吗？

丛集性头痛的预防分为短期预防性治疗和长期预防性治疗。

短期预防性治疗包括：①口服皮质类固醇，须在专科医生指导下使用，注意皮质类固醇的不良反应；②枕大神经阻滞，须由有经验的疼痛科医生进行操作。

长期预防性治疗常用药物包括：①维拉帕米，须注意有无心动过缓、房室传导阻滞、低血压等禁忌证；②碳酸锂，潜在不良反应多，过量服用会引起药物中毒，须在专科医生指导下服用。其他备选药物有托吡酯、丙戊酸钠、加巴喷丁等。

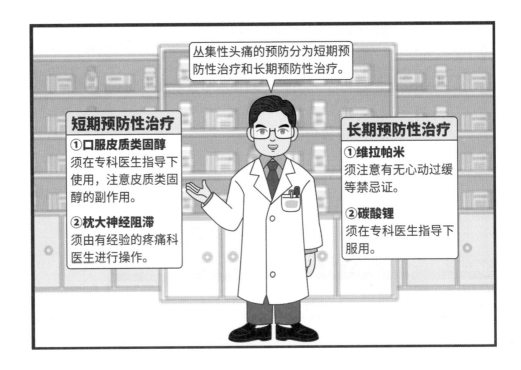

10. 药物过度使用性头痛能预防吗?

    药物过度使用性头痛指既往有原发性头痛,因规律过量服用急性或症状性头痛治疗药物,导致每月头痛发作至少 15 天,且持续至少 3 个月。药物过度使用性头痛预防最根本的就是减少镇痛药的滥用,须提高大众的认识,过度使用急性镇痛药不但疗效会越来越差,还会使头痛加重,要求使用急性镇痛药每周不超过 2 天。此外,应该查找头痛原因或诱因,积极进行预防性治疗,减少头痛发作次数,进而减少镇痛药的使用。

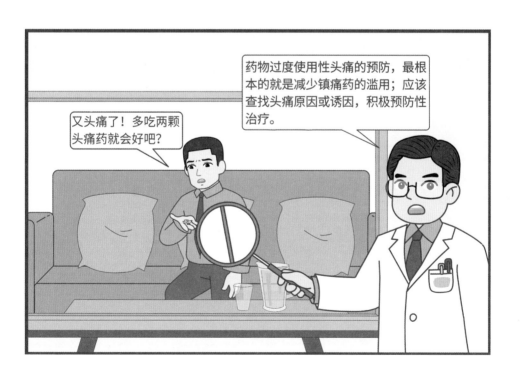

参考文献

［1］ 中国医师协会神经内科医师分会, 中国研究型医院学会头痛与感觉
障碍专业委员会. 中国偏头痛诊治指南(2022版)［J］. 中国疼痛
医学杂志, 2022, 28(12): 881-898.

［2］ 于生元, 万琪, 王伟, 等. 偏头痛非药物防治中国专家共识［J］. 神
经损伤与功能重建, 2021, 16(1): 1-5.

［3］ 中国医师协会神经内科医师分会疼痛与感觉障碍学组, 中国研究型
医院学会头痛与感觉障碍专委会. 中国丛集性头痛诊治指南［J］.
中国疼痛医学杂志, 2022, 28(9): 641-653.

［4］ 中华医学会神经病学分会, 中华医学会神经病学分会头痛协作组.
中国紧张型头痛诊断与治疗指南(中华医学会神经病学分会第一版)
［J］. 中华神经科杂志, 2023, 56(6): 614-625.